究極のきくち体操

菊池體操

終極版

菊池和子
新村直子——著
童唯綺——譯

從 2 5 到 9 5 歲都能做的最強健康操

前言

菊池體操創始至今已經五十年。目前以東京和神奈川為中心，經營七家直營工作室，以及在十一家文化中心開班授課。我今年已八十七歲，目前一邊受邀參加日本全國的演講會，一邊仍從事體操的指導工作。

到目前為止，自廣播體操推廣以來，有各式各樣的體操透過媒體曝光後，都是流行一陣子後就廢止，一直反覆著這樣的循環。而菊池體操一直以來，都以學員自身的身體為本，貫徹「身體就是生命」、「菊池體操是守護生命及培育活動力的體操」的原則，因為「身體等於一個人的生命」，為了讓身體變好而動一動這件事，是很難被人們所遺忘的。

菊池體操自創始以來，常會被問到，為何「動一動身體，能對心靈和生理都有益處呢？」，這一路以來，我也和醫師們作了不少的交流，根據人體的結構，考量就醫學角度來看肌肉運動的效果，動哪裡？要怎麼動對身體才好？我學習了很多。我將每日前來我們教室做體操的學員們的反應作為參考教材，創造一套全身上上下下都能仔細和緩地動一動，並憑己力引導出治癒自我身體的能力，經過不斷地修正，正是現今的菊池體操。

身體並不是靠鍛鍊出來的，「鍛鍊」也許是各位常在使用的語言，事實上，身體不能鍛鍊。數十年前，美國就有人指出進行激烈有氧運動，將造成呼吸變淺，產生大量活性氧，導致血流不順。由此觀點來看，對於平日運動不足的中高年齡者來說，若進行激烈的運動、過度操練自己的身體會有反效果。而菊池體操提倡的是為了感受自己的身體，必須慢慢地、仔細地動一動身體。這是我們一直以來推廣的理念，也和最新的科學形成一致，因此受到肯定。

菊池體操倡導應集中注意力在自己活動的部位上，讓全身上上下下每個地方都能動一動。身體也能喚醒對於平日少動部位的感覺，培養「大腦與身體相連的感覺」是菊池體操的一大特性。最初這個理念有點難以被人們所理解。然而，我們也看到有些帕金森氏症等腦病變病患的實例，他們實際上也是集中注意力於自己想動的部位，透過大腦下達命令來動一動，以刺激肌肉運動，並活化大腦，如此以來，腦病變症狀也獲得了改善。

我們常會收到學員的回饋，這些學員不只是病患，也有青少年、考生或一般中高年齡者，他們表示在做了菊池體操後，對於大腦真的有所改善，如在讀書或工作上都能提升專注力，或是變得比較不健忘。其中，也有一位學員因為在進行腳踝轉轉操時發現身體有異樣，於是前往醫院求診，發現有輕度腦中風。醫師感到訝異「竟然能在早期階段就發現不對勁」，這是因為菊池體操讓學員們更加注意自己身體的變化，也是菊池體操有助於守護學員健康的最佳實例之一。

大腦是全身的指揮塔，不只是向身體發號施令，也能感受到該指令下達後身體的動作。大腦和身體是雙向相互活化的機制。此時，若能將動作好好用眼睛觀察，好好確認皮膚有什麼變化，感覺神經也能越來越敏銳，更能多加使用「大腦」。因此，如此地運用五感，慢慢地、仔細地動一動身體，就能活化大腦，造就聰明大腦，這也是菊池體操一直以來推廣的理念。近年來，終於在腦神經學上也能找到合理的解釋，更讓許多專科醫師也能夠認識我們的體操。

此外，還有另一個想倡導的理念是，菊池體操是基於「感謝身體而創生的體操」。其實，身體不須由大腦意識下達任何指令，每天我們的骨骼都在不斷地更新，血液也會流經血管，也會自行消化和吸收食物，以供應人體維持生命所需。當手指割傷出血時，大腦會下令「快止血，堵住傷口」，於是全身上下動員開始展開修復工作。如同最尖端研究證明所示，我們的身體器官之間會像進行對話那樣，相互發出訊號，發揮更好的交互作用。

我一直以來都倡導的是「全身是合而為一的，全體相互連結以供應生命」。人類的「自我治癒力」是很強大的，人體的構造比你所想像地還要來得精密。當我們理解到要憑藉自己的身體才能活下去，就會抱持著要好好愛護自己身體的想法，更加善待自己的身體，才能好好活下去。

我的體操指導經驗已歷時五十年以上，學員涉及各個年齡層，從小孩到老年人都有，一直以來都致力於協助解決人們的精神和身體的不適狀況。其中，和學員們一起克服中高年齡者常見的腰痛、肩膀酸痛、髖關節疼痛、失眠、憂鬱症、更年期障礙及頻尿等煩惱問題。透過這些不斷累積的經驗當中，我們針對這些不適症狀，將菊池體操的理念和作法加以系統化，本書就是集此大成，可說是「終極版菊池體操」。

期盼本書可以讓初次認識到菊池體操，或是從好幾年前就開始在做的人們，透過閱讀本書，利用大腦讓自己的身體變得更好。請務必先讓大腦認同後，再動一動身體加以實踐，以感受自己身體的變化。另外也請務必閱讀我們六位學員分享他們在開始做菊池體操後，實際上身體發生變化的真實體驗談。

目前人類已進入可以活到百歲的時代。在過去，人們從未如此地長壽，也因此迎向高齡就業的社會。透過本書，請讀者們好好檢視自己的身體，克服身體的障礙，盡情地朝自己原本該擁有的人生目標邁進吧！本書若能成為各位的人生的健康基石，實屬萬幸。

CHAPTER 1

連醫生也感到不可思議！什麼是「菊池體操」？

CHAPTER 2

實踐篇

中高齡者的健康困擾，通通交給「菊池體操」！

CHAPTER 3

經驗談

自己都感到不可思議！六位中高年齡者的經驗談分享

CHAPTER 1

連醫生也感到不可思議！什麼是「菊池體操」？

PART 1 意識自我身體的體操

「身體等同於自己的生命，善待自己，要抱著以這個身體活下去的覺悟，照顧好自己的身體，一直守護下去」，對於身體的這種強烈意念，在五十多年以前尚未有自我照顧這種說法，就有位女性一直持續傳達這樣的概念，那就是以一身紅色緊身衣褲為招牌穿著的，現齡八十七歲的菊池和子女士。

曾任體育老師的菊池女士，在辭去教師工作後，受邀教導體操。由於主婦學員相當多，因此教的內容並非針對運動選手進行的運動，而是為了讓一般人一輩子可以用自己的腳來行走，並過著健康生活的活動方法。其後，菊池女士的努力受到日本神奈川縣預防醫學協會的注目，向她發出「希望教導能幫助市民預防疾病和恢復元氣的體操」的邀請，從那之後，「對於預防及改善疾病有幫助的體操」這樣的大方向性，更深植於菊池女士的心中。這就是「菊池體操」的起點。

菊池女士接觸前來學習體操的數千位主婦，以及在大型企業工作的男性上班族的身體，一邊傾聽他們的煩惱，一邊研讀醫學書籍，並自學解剖學和人體構造。將針對能夠緩解肩膀酸痛、腰痛等各種身體不適症狀而設計的身體運動體操進行系統化規劃，於指導當中，菊池女士注意到「身體若沒有動，就會越來越弱。只是亂動一通也不是好事。重要的是，要先找到能感受到自己身體狀態的力量」。

動動腦，動動身體

「只要緩慢地、細心地動動腦，意識集中在身體活動的部位，感受到身體的狀態，就能靠自己讓身體狀態變好。」她提出了如此獨到的見解與概念。將手、腳趾一下張開、一下閉合，加以刺激，意識到平常不怎麼會動到的部位，如腳踝、膝蓋內側及髖關節等，好好活動一下。乍看之下，這是絕非困難的體操，不過，如果這個體操持續進行下去，不只是肩膀酸痛、腰痛等骨科的不適症狀會緩解，也能改善內臟脂肪型肥胖的情形，還能讓高血壓和高血糖恢復正常值及不需要再服用糖尿病等文明病、慢性病的藥物等。即使難以治癒的疾病，如帕金森氏症和類風濕性關節炎等，也能藉由「動動腦」、集中意識及動動身體來改善症狀，像這樣以自己的力量大幅改善不適的例子很多。

菊池女士說：「有些學員因有疼痛感無法走路，所以拄著拐杖來到教室，但在上課結束後回家時，卻忘了帶拐杖之類的已經是家常便飯的事，也就是說不需要拐杖了。大家能獲得改善，是因為自己活動了才能有所改變。自從開班授課以來，切身感受到人類的自我療癒力真的很強大，即使已經過了五十年，自己依舊覺得很驚訝。」

「菊池體操」中，特別關注自身的身體，碰觸它，觀察是否哪裡有點虛弱呢？像這樣一邊與自己的身體「對話」，一邊動動全身上下。「全身合而為一，即使不擅長運動的人也可以，是不論誰都能做的體操」，因為門檻低，在為身心不適感到苦惱的四十到五十歲以上的女性之間口耳相傳，人氣也逐漸上升，目前日本全國有八十三間教室，參與學員約有四千人以上。

除了在教室中的指導以外，菊池女士也參與電視演出或赴海外出差，不只是工作，私生活也是相當活躍。夏季度假時，她不畏長途班機，與家人去古巴和非洲等地旅遊。菊池女士說道：「古巴會讓人聯想到傳說中的革命家切．格瓦拉，在非洲還參與野生動物保護團體的視察活動……。我只是誠實面對『自己現在想知道的事』而已。很幸運地正因為身體健健康康，才能來這裡。」在這個人們將活到一百歲的時代裡，人人都憧憬的「永不退休者」，在菊池女士身上展露無遺。這正是活生生的證據。

備受醫師矚目的體操

雖說如此，在四十到五十歲的勞動人口的讀者當中，或許有人會認為「菊池體操」好像是針對年長女性所做的體操。不過，目前有在職業的專業醫師之中，這個體操也逐漸受到注目。

二〇一〇年，菊池女士受邀於日本整合醫療學院，參加在德島舉行的醫學會大會並發表演講。在會場眾多醫師的面前，她發表獨到的見解：「身體是合而為一的，只要動動手指，相連的手臂也會出到力，手臂正面與上半身的胸肌相連，而手臂背面與背部肌肉相連。光是集中意識地動動手指，就能守護內臟。」結束後，全場醫師起立為她鼓掌，現場醫師頻頻提出：「最初是如何設計這套體操的？」「活動身體的實際效果如何呢？」

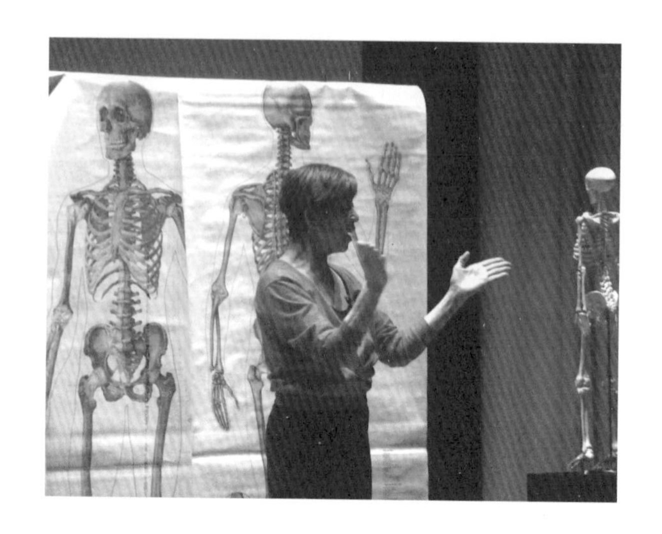

2010 年於德島舉行的日本整合醫療學會會場中，醫師們體驗「菊池體操」。上圖為演講中的菊池女士。

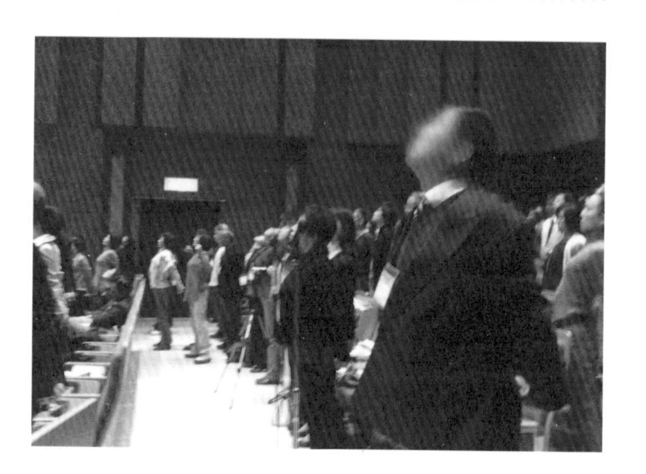

等問題。

在現場有一位當時的學會成員——東京有明醫療大學教授川嶋朗醫師說道：「若動動腳部等末端肢體，確實能改善血液循環。並非活動感到疼痛的地方，而是活動距離疼痛部位較遠的地方，這一點也符合醫理。之後，書中也有介紹到，有因帕金森氏症肢體彎曲的病例，光是集中意識，持續動動身體就能伸直或站起來，令人感到不可思議，而菊池女士本人站得筆挺的姿勢也很有說服力。這是臨床醫師都無法做到的，確實感受到『有活力的長命百歲』這件事實現的可能性。」

而腦神經外科專門醫生暨工藤千秋腦神經外科診所的工藤千秋院長，他長年研究失智症、高等腦功能障礙、帕金森氏症等治療，也是一位關注「菊池體操」的醫師。他指出：「為了保持頭腦運作清晰，特意活動平日不會用到的肌肉，讓連結大腦和運動器官的神經放鬆是很重要的。我把它稱作『神經洗滌』，從頭頂到腳趾、活動到全身各個角落的『菊池體操』，就結果而言也帶來相同的效果，讓一直沒有用到肌肉神經甦醒，據此，我想能改善自律神經的各種問題和失眠狀況，動作也更加靈活，能預防身心老化狀態。」

PART 2

連結大腦與身體的體操

醫師們也感到驚訝的「菊池體操」究竟是怎麼樣的體操呢？前往教室一探究竟時，首先映入眼簾的是骨骼模型及一目瞭然的全身肌肉分佈圖。上課時，在最顯眼的地方展示這些，一邊解說骨頭、肌肉的作用及身體結構。上課前重要的準備是將專注力集中於身體上。學生們安靜地坐在那，輕輕地撥開腳趾和腳趾之間，一邊摸著小腿，給予刺激，專注地面對自己的身體。

全身硬梆梆的現代人

菊池女士說道：「對於習慣便利生活的現代人，全身感到緊繃，對於身體的意識也很薄弱，透過集中意識，活動全身上下，直到一根根腳趾都動一動為止，如此一來，能放鬆全身肌肉，通暢血液循環，也能提高內臟運作功能，讓自己的大腦好好感受身體的狀態。連結大腦和身體是很重要的。」

「連結大腦和身體」，這是「菊池體操」的一大特色。說到大腦，也不會想到是在計算或工作上使用等等吧！不過，菊池女士說：「一如最新科學指出，我們全身的指令塔就是大腦，支撐身體，對骨頭發出指令活動肌肉的也是大腦。一邊意識著大腦和身體的合作，一邊動一動身體，能使大腦和身體產生雙向性的活化。既能提升運動效果，也能促進大腦的活化。」

菊池女士教授的課堂中，需要時會接受比預定人數更多的學員進行授課，因此有時候會不小心碰到隔壁人的手或腳，面對這種狀況，菊池女士以其對身體的獨到見解提出她的「身體哲學」說道：「想要身體變好的人們聚集越多，在細胞層級中，大家的大腦越能夠感受到能量，培養肌肉的身體生長環境也會跟著變好。」菊池女士累積五十年以上的養身精髓，即為以下的五個原則，若您是入門者，在動一動身體之前，先瞭解以下內容吧。

菊池體操的五大原則

① 不鍛鍊不用力

說到運動，大家都會想到在健身房等地方，在一定時間內以一定方式，目標性地反覆鍛鍊幾次，但這種鍛鍊容易發生過度用力的情況。然而，「菊池體操」

與其說要用力，不如說是禁止用力。中老年世代若用力動動身體，不少人反而會感覺身體更疼痛。應該在做體操當天一邊與自己的身體狀態進行對話，一邊抱持著善待自己身體的意識下進行運動。

② 集中意識於運動部位上

「菊池體操」當中，講究的是全身仔細地活動，若在無意識下活動的話則是NG的。菊池女士說：「即使是一根手指，只要集中意識於此活動，就能使血液和淋巴暢通、提升運作效果，對於下令使用手指的大腦也形成刺激、活化。」對於腳趾等，正因為平常穿著鞋子和襪子不會意識到它們，才需要集中意識在該部位上然後動一動。

③ 不拘泥於次數

在做體操時，以次數為主是本末倒置，「特地動一動了，若沒有意識到身體部位，也是沒有效果的」。對當日的自己而言，最適當的次數是取決於自己活動後感受的結果而定。

④ 不能與人相比

在「菊池體操」演講中，經常會有會場參與者們一起活動身體的環節。這時，菊池女士會突然插話進來提醒大家：「不能偷看旁邊的人的動作哦！要看著自己的身體哦！」因為感受到自身身體的只有自己。以「今後想一生都以這身體來生活下去」如此的覺悟。不與人相比，不與人競爭，好好正視自己的身體。

⑤ 由日常生活做起的「菊池體操」

不必特地擠出時間到健身房運動，仍可在生活中意識到自己的身體。從日常習慣開始，提升對身體的意識，例如：「在捷運上站著時，伸展膝蓋，夾緊臀部」、「當在意姿勢不當時，將肩胛骨放下一毫米」、「經常縮小腹」等。

PART 3 實踐！基本三動作

現在開始介紹「菊池體操」的基本動作。

首先，基本的坐法為直腿坐。也許有人會說「直腿坐是什麼意思？我沒有聽過」。如左圖所示，是兩腳伸展開來，將上半身直立起來的坐法。看起來很簡單，但菊池女士說：「其實用到全身很多肌肉，需要有能保持姿勢的力量。而且，必須好好伸展膝蓋內側，雖然說是基本款動作，但一開始做的時候，幾乎沒有人做得到。」

例如，當骨盆朝後傾時，背部會拱起來，背肌無法伸直起來。對於長時間坐著工作的人們來說，髖關節周圍的肌肉容易僵硬，而讓骨盆可以豎立起來的重要肌肉髂腰肌，不少人也變得很虛弱。

基於上述理由，對現代人來說，也許很多人不擅長於直腿坐。不過沒關係，一開始背部拱起來也可以。請參考插圖和建議，試著做看看吧！

先以基本姿勢檢查身體

直腿坐

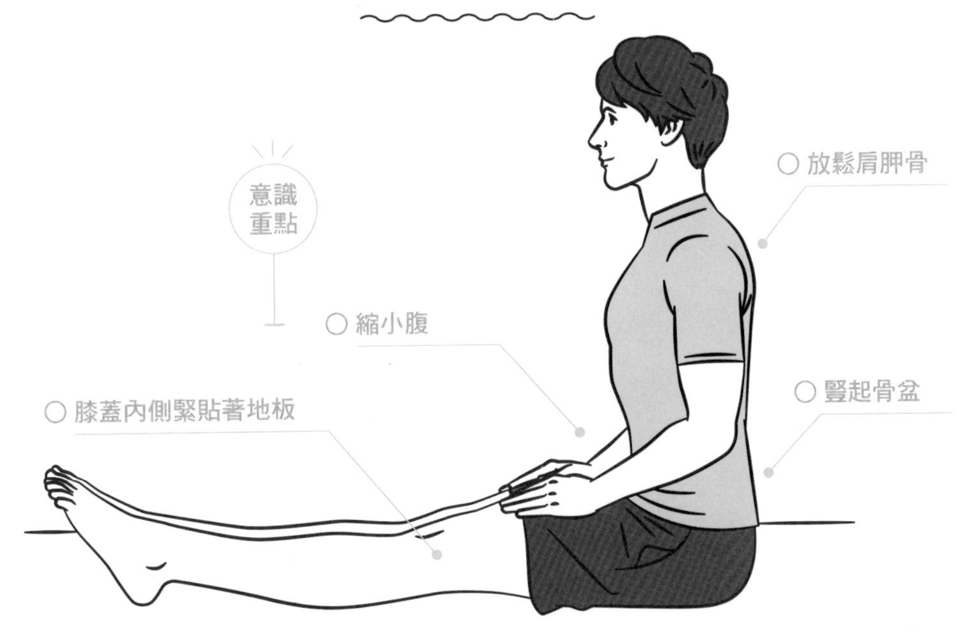

這是完成的狀態。骨盆直立起來，膝蓋內側緊貼於地板上。

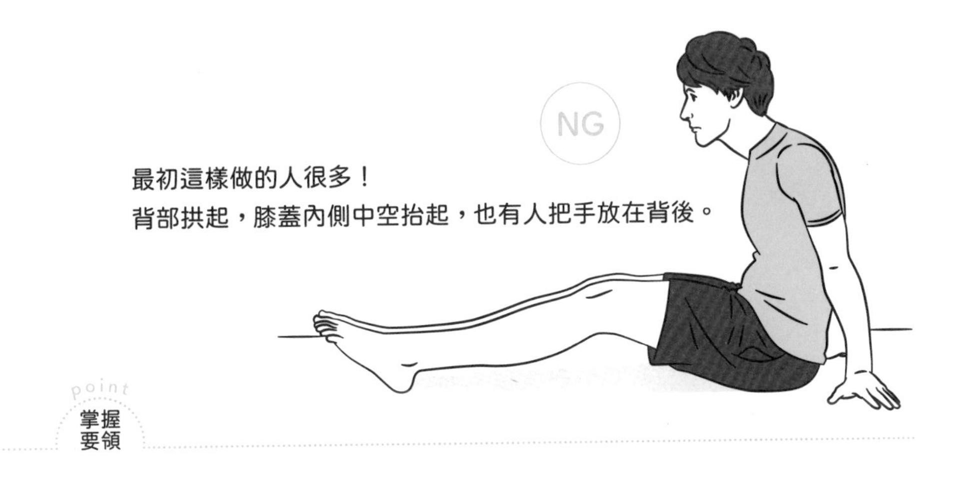

最初這樣做的人很多！
背部拱起，膝蓋內側中空抬起，也有人把手放在背後。

point
掌握要領

事實上不少男性對於直腿坐感到苦惱。
一開始背會拱起來也可以，首先要將膝蓋的內側好好貼緊地板。
可以鍛鍊大腿肌肉，保持重要的腳力。

活化全身肌肉和神經

腳踝轉轉操

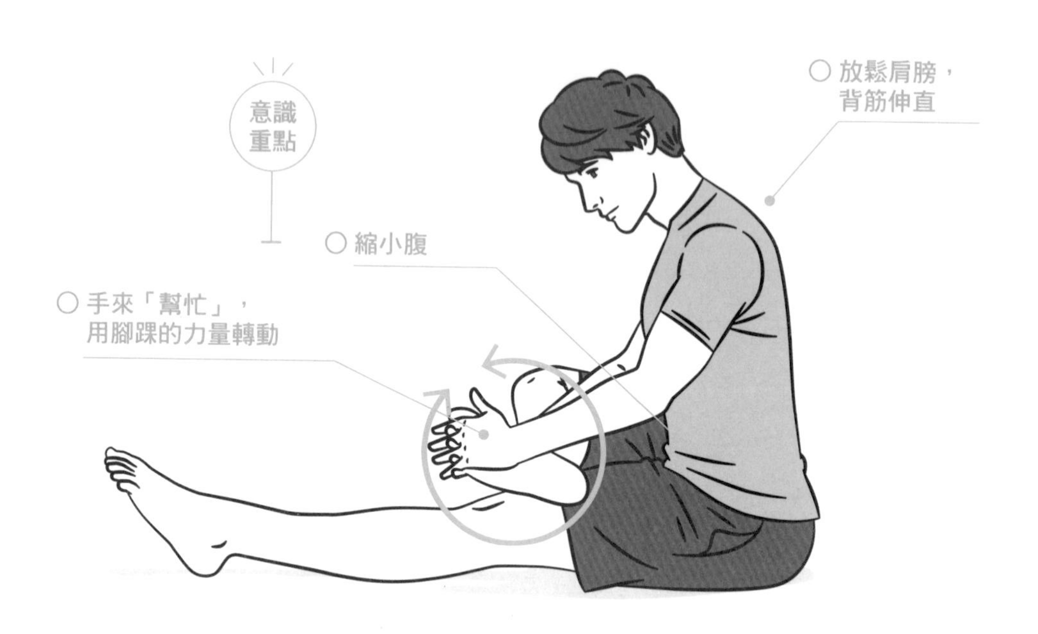

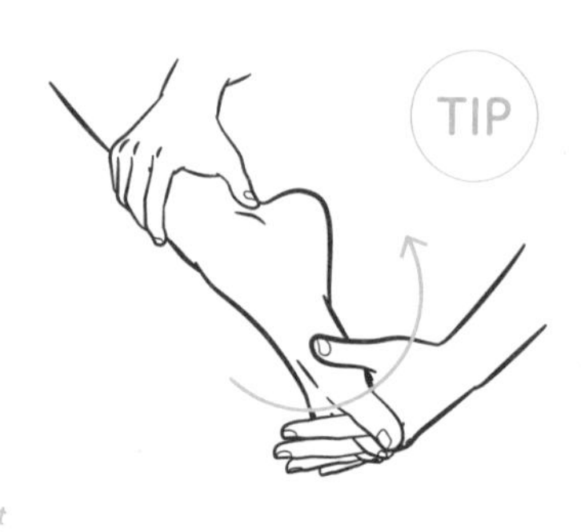

TIP

將手指一根一根插入腳趾之間，讓腳趾和手指能緊緊握合在一起。握過一次就張開手，再以腳踝的力量緩慢地仔細地轉動。

point
掌握要領

當腳踝僵硬時，小腿肌肉會不好動、肌肉幫浦作用不佳，
只要能保持腳踝的柔軟，血液和淋巴也容易通暢，
使全身的肌肉和神經都得到活化。

第二個動作為「菊池體操」的代表動作之「腳踝轉轉操」，每日做可以保持腳踝的柔軟度。如果手、手指，腳踝、膝蓋、髖關節、腰等部位有感到一點不舒適時，可以成為即早發現身體不適的契機。

事實上，過去也有因為轉腳踝而發現輕度腦中風的實例。A 先生每天早上起床後，一定會轉轉腳踝，有天早上做這個運動時，左腳如往常一般地運動，但右腳卻不聽使喚。A 先生想著「怎麼覺得和平常不太一樣」，由於我們從平日上課就有講授關於大腦的話題，他立即認知到「是腦部有問題！」於是他立刻前往腦神經外科求診，經過檢查，發現有輕度腦中風現象。醫師稱讚他「能在這種早期階段就能察覺到不對勁，真的很厲害」。很多人往往容易忽略這些來自身體的警訊，結果最後發病時都已是病得很嚴重的時候了。為了實現永不退休的理想，讓身體還能勞動，從日常開始要自行察覺身體細微變化，自我感受力也很重要。「菊池體操」就是一個培養自我察覺力的體操。

第三個動作是「看著肚臍的仰臥起坐」，在「菊池體操」中，最重要的一個動作是仰臥起坐。中老年世代中腰痛的人多，特別是當男性奮力起身時，反而更容易造成腰痛。你可能會想著「這到底是什麼樣的運動呢？」是只要看著肚臍，就算不起來也沒關係的仰臥起坐。

菊池女士說道：「腹部本身是沒有被肋骨等骨頭所保護的部分，但它們保護著內臟，從身體前方支撐脊椎，有著維持生命重要作用的腹肌。千萬別讓肥肉上身，會讓腹肌變

不勉強不用力

看著肚臍的仰臥起坐

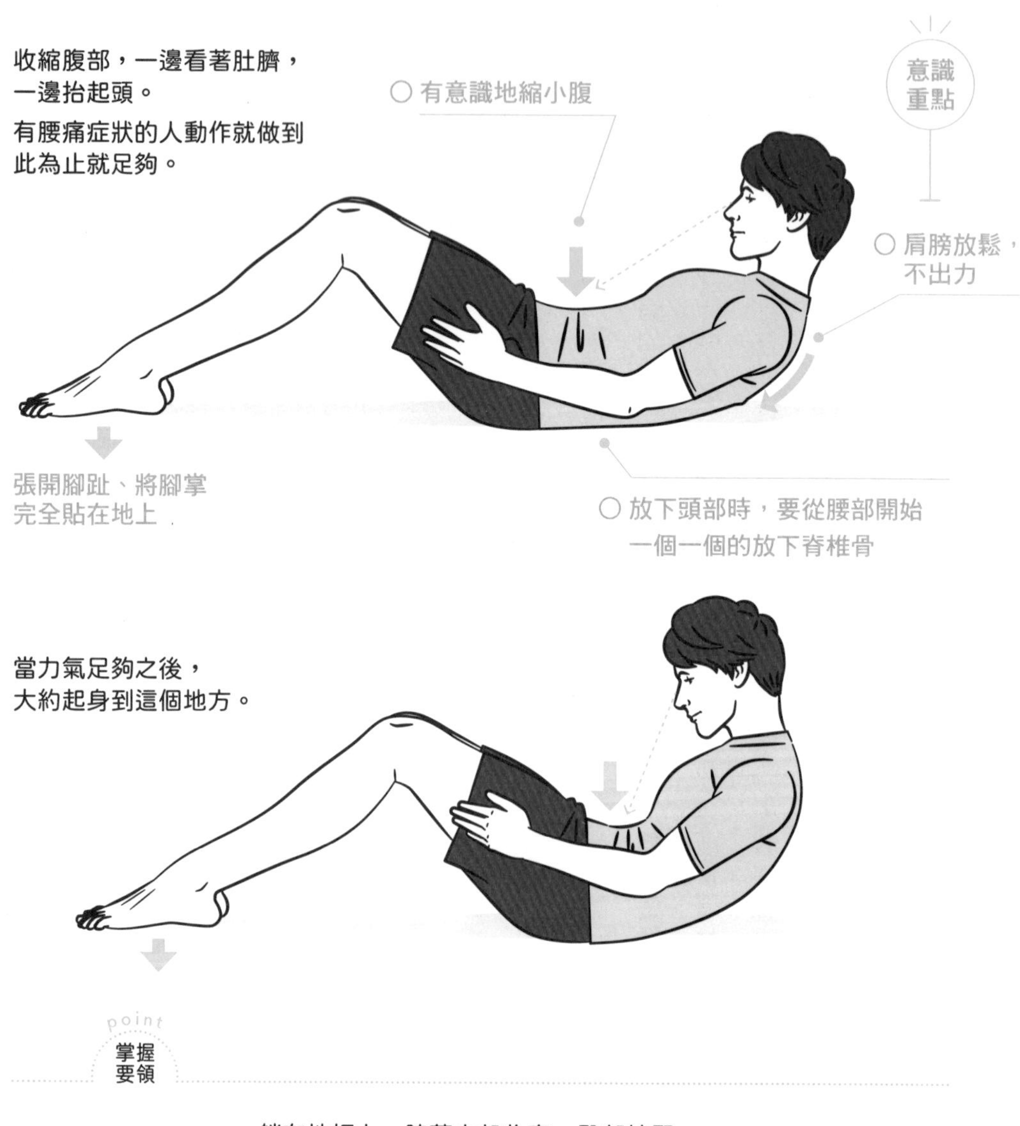

point
掌握
要領

躺在地板上，膝蓋立起收齊，臀部縮緊。
讓腹部一鼓作氣地收縮，感受腳趾和腳掌全部壓在地上，慢慢抬起頭，看著肚臍。
用自己的大腦感受縱橫交錯的腹肌運動到的感覺，
放鬆肌肉不出力，不以追求起身的次數為目的。

弱。即使忙碌，沒有時間做體操時，也要從平日開始有意識地縮小腹，我希望大家能夠好好鍛鍊腹肌。」關於腹部的作用，P39 也有詳細的解說，希望讀者能詳加閱讀。

PART 4 也有只有男性可做的體操

「菊池體操」中也有專門限定給男性的課程，因為他們和中老年女性一起運動會感到有點不自在，故為此另外開設這樣的課程。他們一開始多半不太瞭解是怎樣的體操，被伴侶等家人建議前來上課，所以開始做菊池體操的男性也慢慢變多。說到運動，例如需要有對象一起的高爾夫球，為忙碌的商務人士最常從事的運動，在這些人當中有人可能會想「若有時間的話，應該去健走或健身房鍛鍊一下身體比較好」。不過，當他們在教室實際動起來時，發現連進行基本的直腿坐都無法自如地伸腳、動腳趾，而感到愕然的學員不在少數。

像這樣的人們，若持續來上課、活動後，會發現身體確實產生變化。有漸漸感覺「大腦與身體相連」，脂肪減少、肌肉增多。就結果而言，菊池女士說也有很多學員跟她反應工作和私生活上發生很多令人感到開心的變化，例如：「就算五十多歲了，大腦也能很清醒，工作效率大幅提升」、「現在可以好好用腳趾，六十幾歲了也能打出高爾夫的高飛球」、「姿勢變好，步行姿勢也變年輕」等等。目前有不少上班族，如五十多歲的上市公司的經營高層、主要餐飲企業創業者以及大型企業管理職等，都因為聽聞到「菊池體操」的好口碑，前來報名者相當踴躍。

本次以目前約有二百位男性學員在內，會定期前來「菊池體操」上課的上班族勞動人口為採訪對象。我們挑選中老年世代所在意的十項身體不適之處，自本書第二章開始的實踐篇中，根據「代謝症候群」、「運動障礙症候群」、「更年期症候群」、「肩膀酸痛、眼睛疲勞」、「睡眠障礙」、「腰痛」等十種身體不適的機制，我們採訪醫師，整理出「身體的煩惱」解說篇，據此，我們向菊池和子女士請教「菊池體操」流的解決方法和建議的體操，也有介紹在辦公室也能做的運動，建議讀者們可先從自己在意的問題項目開始閱讀。而第三章是實際操作過菊池體操的六個人的經驗談，更是必讀的單元哦。

你的身體等同你的「生命」，
因為我們活動所以我們活著，
如果不動了那離死亡也不遠了。

菊池語錄

CHAPTER

2

中高齡者的健康困擾，通通交給「菊池體操」！

實踐篇

PART

1

代謝症候群

想要消除肥滋滋的小腹和內臟脂肪

CHECK LIST

最近您有這種經驗嗎？

○ 有時有吃早餐，有時沒吃早餐
○ 對於內臟脂肪四個字感到在意
○ 喝酒總是一不小心就過量
○ 總因為壓力而不小心暴飲暴食
○ 運動不足
○ 年齡 40 歲以上

檢查表監修：東京有明醫療大學教授 川嶋朗醫師

勾選三項以上者，請看下一頁。

代謝症候群不容小覷！

「明明平常運動就不足，昨晚應酬還是喝過頭了。」超過四十歲，大多數的人最在意的就是啤酒肚。如前頁的檢查列表所示，我想不少人都會注意到「內臟脂肪」、「代謝症候群」等關鍵字吧！

以預防和改善內臟脂肪症候群（亦即代謝症候群）為目的而做的特定健康檢查及特定保健指導，也就是代謝症候群健康檢查。除了以內臟脂肪過多的腰圍，還有根據中性脂肪（三酸甘油酯）、血壓及空腹時的血糖標準值來進行代謝症候群的診斷。雖說代謝症候群的健康檢查已被普及化，但實際上接受健康檢查的人數仍不如預期。（日本）二〇一七年的檢查對象約五千三百八十八萬人，然而實際受檢的人數只有約半數的二千八百五十八萬人。還有，在接受檢查後，被診斷為文明病危險群，為特定保健指導對象者約四百九十二萬人，但實際上接受指導的人卻只有19.5%。也就是說，超過八成以上的人們，都忽略了改善代謝症候群最重要的保健指導。

文明病的權威，東京有明醫療大學教授川嶋朗醫師指出：「如健康檢查狀況所示，有肥滋滋的小腹並不會死掉，就這樣置之不理的人也不在少數。不過，不能小看代謝症候群，代謝症候群患者患有第二型糖尿病的風險比一般人高出三到六倍。而糖尿病和高血脂症為沒有自覺症狀的沉默殺手。因為沒有發現症狀，當有數個危險因子重疊發生時，可能造成全身血管損傷、動脈硬化。如此一來，有可能因腦中風、心肌梗塞等原因某天突然倒下死亡，即使被救活也會留下後遺症，罹患容易導致臥病在床的疾病風險也跟著提升。」

代謝症候群為接受血液透析者的高危險群

事實上有報告指出，肥胖、高血壓、高血糖及高血脂症當中，只要同時有三到四個症狀時，和都沒有這四個症狀的人們比起來，罹患心肌梗塞和狹心症的機率會高出三十六倍。川嶋醫師說：「糖尿病的恐怖之處不只如此，還會併發糖尿病網膜症、腎功能不全及神經病變等併發症，造成失明或不得不截肢的例子並不罕見。」

近年來，隨著糖尿病患者的增加，併發症之一：糖尿病腎病變的患者也年年增加中，目前，在日本全國接受血液透析（俗稱：洗腎）的患者共有三十三點五萬人（二〇一七年以後），其中有將近四成左右洗腎原因為糖尿病腎病變，為接受透析治療的首要原因。若接受血液透析治療，每週需要回診二到三次，每次需要四到五小時的治療時間。患者

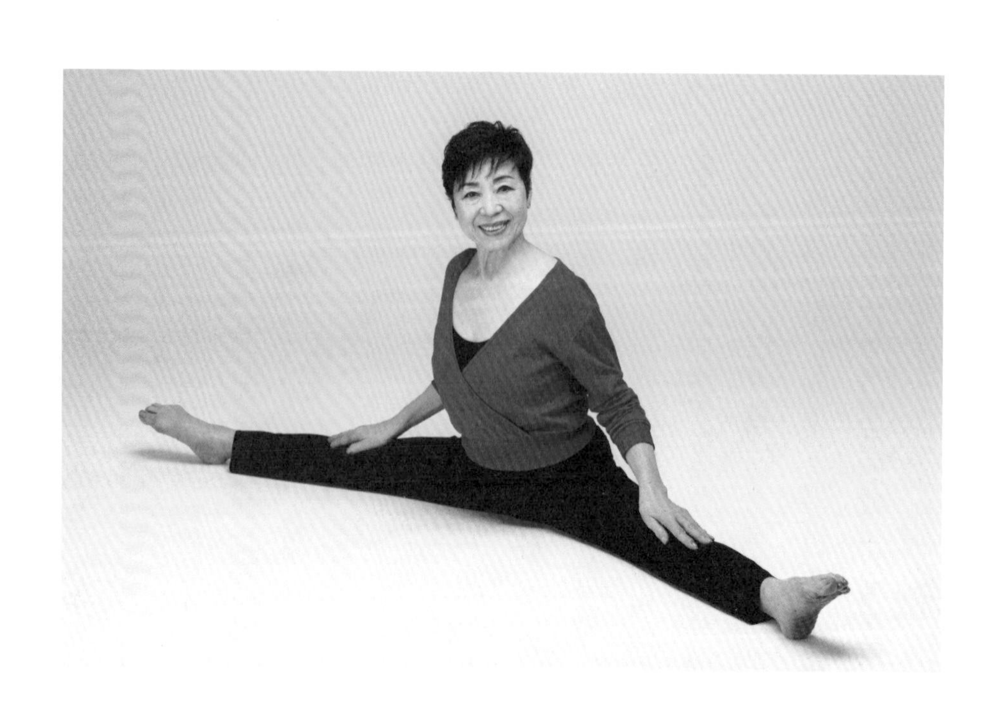

本身很辛苦，對協助往返接送醫院的病患伴侶或家人的生活和國家的醫療費也造成甚大的影響。

若對成為糖尿病和血液透析患者之代謝症候群置之不理，就是很ＮＧ的行為。川嶋醫師說道：「為了改善代謝症候群，想知道為何會變成這樣，首先檢視自己的生活習慣是很重要的。若您會暴飲暴食，請趕快改正、不要在睡前吃東西、飯吃八分飽即可、要吃早餐等等，重新檢討飲食習慣。為了減少脂肪，至少要做一些輕微強度的運動。文明病就是不要過於依賴醫師和醫院，靠自己控制是最重要的。」

體操教室已經開設五十年以上，幫助過很多代謝症候群和糖尿病患者改善身體狀況，讓我們一起往下看吧。

一旦放任代謝症候群不管，可能會招致心臟病及腦中風

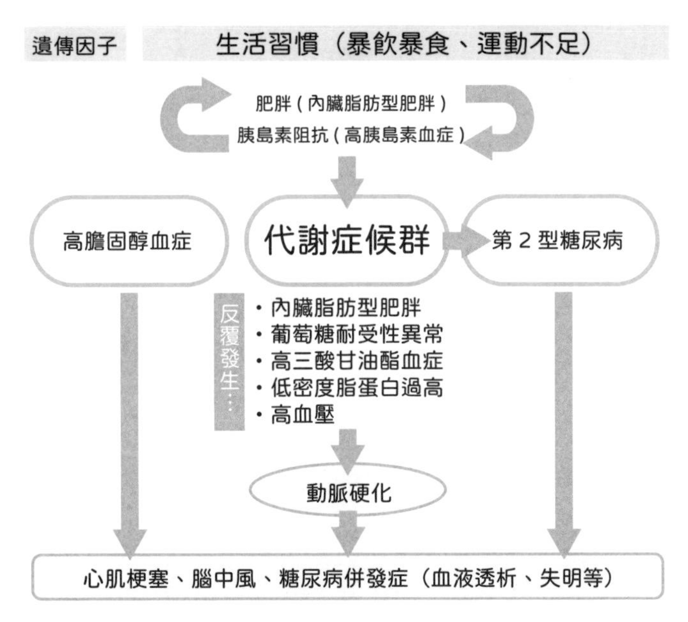

出處：心血管疾病的各種圖表部分改編（心血管疾病研究振興財團）

代謝症候群判定標準

◆ 腰圍：男性85cm以上、女性90cm以上>

＋以下三項之中滿足二項條件者

● 三酸甘油酯值：150mg/dl以上且／或高密度脂蛋白值：40mg/dl未滿

● 血壓：舒張壓：130mmHg以上，收縮壓：85mmHg以上

● 空腹血糖值：110mg/dl以上

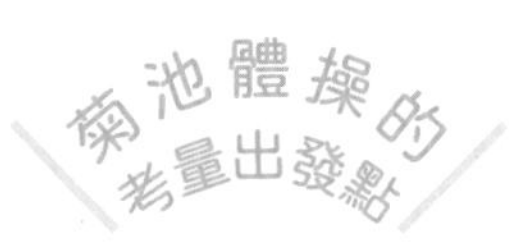

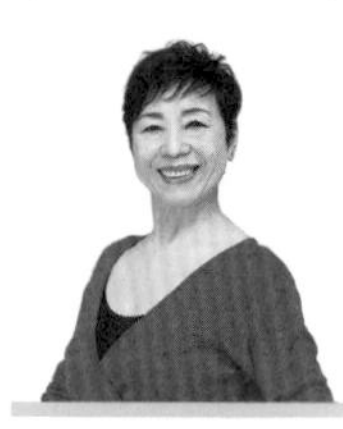

養成縮緊小腹，留心自己身體的習慣
↓活化內臟，提升代謝

對於中高齡者的共同煩惱是肥胖、代謝症候群、高血壓及高血糖，因此會來教室尋求幫助的學員不在少數。持續動一動身體，大部分的人都能獲得改善，我常聽到有學員回饋「最近不需要再吃糖尿病的藥了！」有人說過「身體活動就是最好的解藥」，我從以前到現在也見證了很多學員的改變，內心對於改善代謝症候群的對策感到很有自信。

我想會有人想：「對於運動很不擅長的人也能做的菊池體操，看起來不是很激烈的運動，為何能夠擊退代謝症候群呢？」事實上，最近得知，喘不過氣來的激烈運動，反而會讓脂肪難以燃燒。些微強度的運動就是最佳的運動，因此，菊池體操的最大特點就是「一邊想著活動身體的部位，一邊慢慢仔細地活動身體」，這成為了成功的關鍵。

現今社會，不論男女，隨著年齡的增長，工作的責任也越來越加重，對於工作和對外的應酬也很多。越來越多人忙碌於工作，忘記留心於自己的身體健康。因此，若有防礙身體代謝的脂肪生成時，體內會有什麼變化呢？首先，培養以大腦感受自己的身體狀態的能力，這是預防文明病的第一步。

掌握縮緊小腹的感覺

腹部有包括大腸、胃和肝臟等，對生存來說是很重要的器官。腹部若有脂肪囤積，會使肌肉衰弱，讓內臟功能變差，食物的消化、吸收能力、代謝功能也會變差，結果更造成脂肪的堆積而形成惡性循環。鍛鍊腹部的縱橫斜形狀的腹肌，能強健腹肌，進而預防肥滋滋的小腹生成和代謝症候群的發生為最大關鍵。

為此，菊池體操與其他體操都會運用到腹肌，請經常提醒自己：縮緊小腹。長年的飲酒過量，或吃過多，容易變成大腹便便。這樣肥滋滋的小腹，也能透過運用腹肌及各種體操，養成縮緊小腹的感覺。在日常生活中也是，只要感受到讓小腹扁平的感覺，小腹就能縮起來。就能養成提升基礎代謝的深層肌肉、鍛鍊腹橫肌，變成難以變胖的體質。

讓全身各部位都動一動是很重要的，甚至膝蓋的內側或腳趾根部等都需要動一動。事實上，我們在日常生活中，對於全身上下很多地方都是沒有意識地使用。在這些沒有用到的地方，必須將注意力轉向其上，好好地動一下。能改善全身血液和淋巴循環。當然，也能促進全身代謝，成為容易燃燒脂肪的身體。

在演講等場合，我經常呼籲大家：「自己的身體要由自己照顧。你的身體就是你的生命，要抱持感謝的心哦！」而我看著定期來教室上課的學員也深深覺得，我想很多人都是因為對自己的身體狀況開始感到擔心以後，被主治醫師宣告放棄，或察覺到有什麼危險徵兆以後，第一次深深感受到健康的重要性，才總算願意多留意自己的身體。在這副身體還能用時，若想要它未來也能順利發揮功能的話，在陷入如此艱苦的局面之前，首先要好好地活動身體，對自己好一點，內心深植愛護自己身體的想法，這是阻斷糖尿病等文明病繼續惡化的重要原因。

此外，我常建議學員們應做的一件事就是飲食記錄，只要簡單記錄即可，將每天的飲食內容寫在行事曆筆記本中。如此一來，當感到身體變沉、有倦怠感時，可以回去找之前的飲食記錄「那時吃得太豐盛了」，請自覺到你的身體是由吃的東西所構成的，這樣做，您可能會變得開始注意自己的身體，請務必嘗試看看。

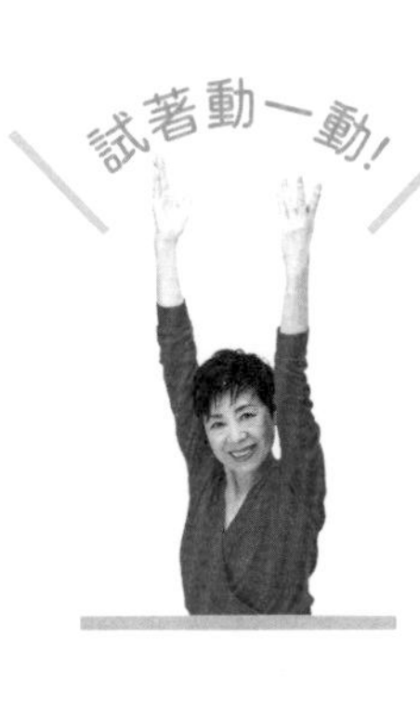

雙眼看著自己的手包覆腹部 在日常生活中也要保有經常「縮緊」小腹的意識

這裡我們來教大家「小腹包覆操」，將注意力集中於自己的身體上。您有抓過自己的小腹嗎？我想大部分的人是在小腹疼痛時才會摸小腹吧！

首先，先看自己的小腹，以整個手試著包覆著小腹看看。以「大腦思考」，想著「這裡有很重要的內臟」，然後包覆著小腹，在視覺上和觸覺上都能辨認到自己的身體和脂肪，產生大腦與身體相連的感覺。對於小腹的刺激，能自然地活化內臟，能增進各個器官的各個功能。

在小腹下方的鼠蹊部有很粗的血管，若能好好包覆住鼠蹊部，也能改善全身血液循環。請看下一頁的插圖開始試著做做看，這個做法也有助於便祕的預防與改善。

最後補充一句。在日常生活裡，如在捷運上、坐在辦公室中或走路時，要經常提醒自己縮小腹。只要在日常生活中養成縮小腹的習慣，小腹會自然呈現凹陷狀態，也能預防代謝症候群和糖尿病。

自我察覺脂肪，鍛鍊肌肉

小腹包覆操

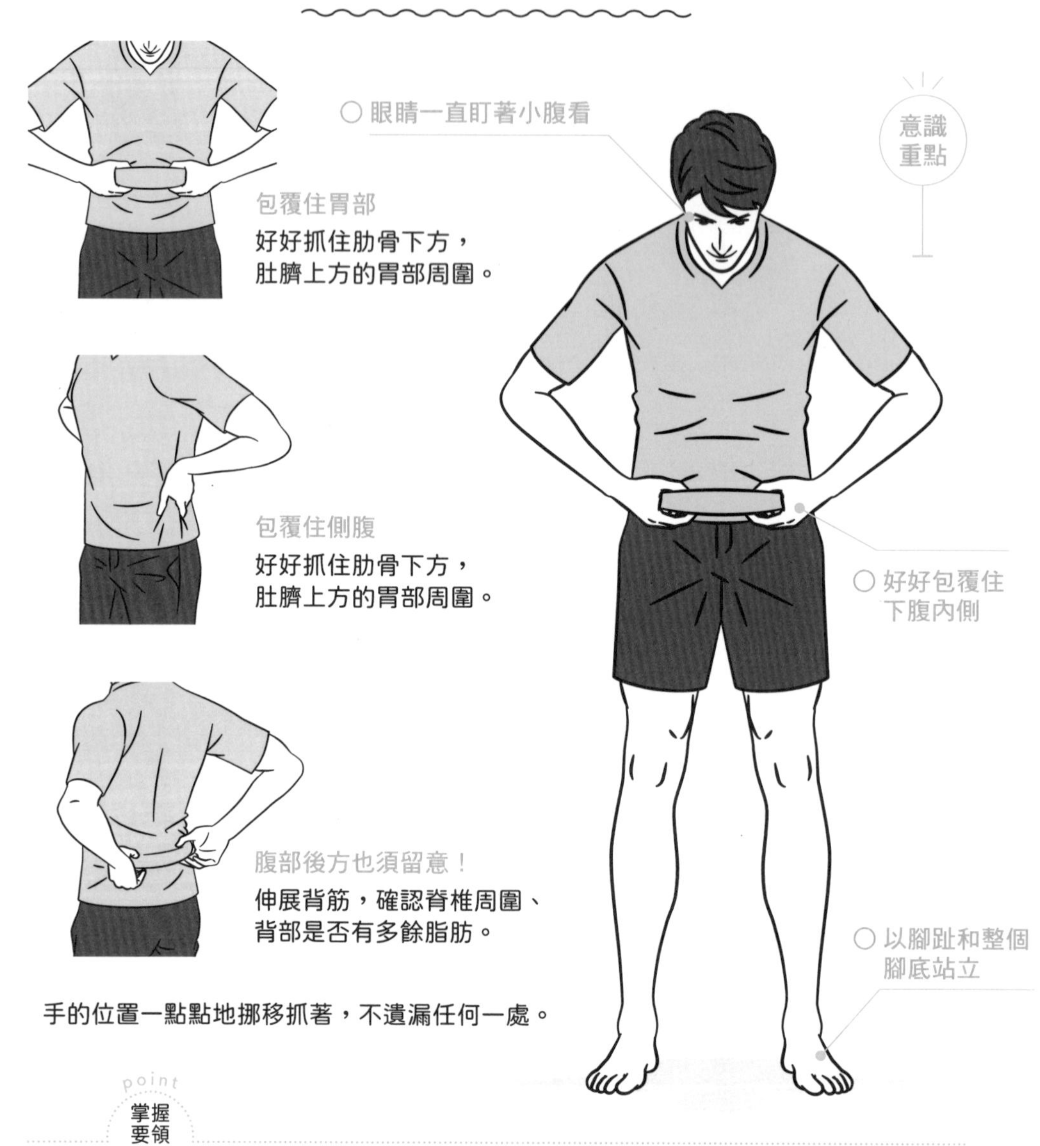

以自己的手指好好包覆住小腹，第一步是用大腦感覺自己的身體。
如此能活化腹肌和內臟，使脂肪變得容易燃燒，也能改善和預防便祕。

鍛鍊斜肌，雕塑腰圍

腹肌扭扭操

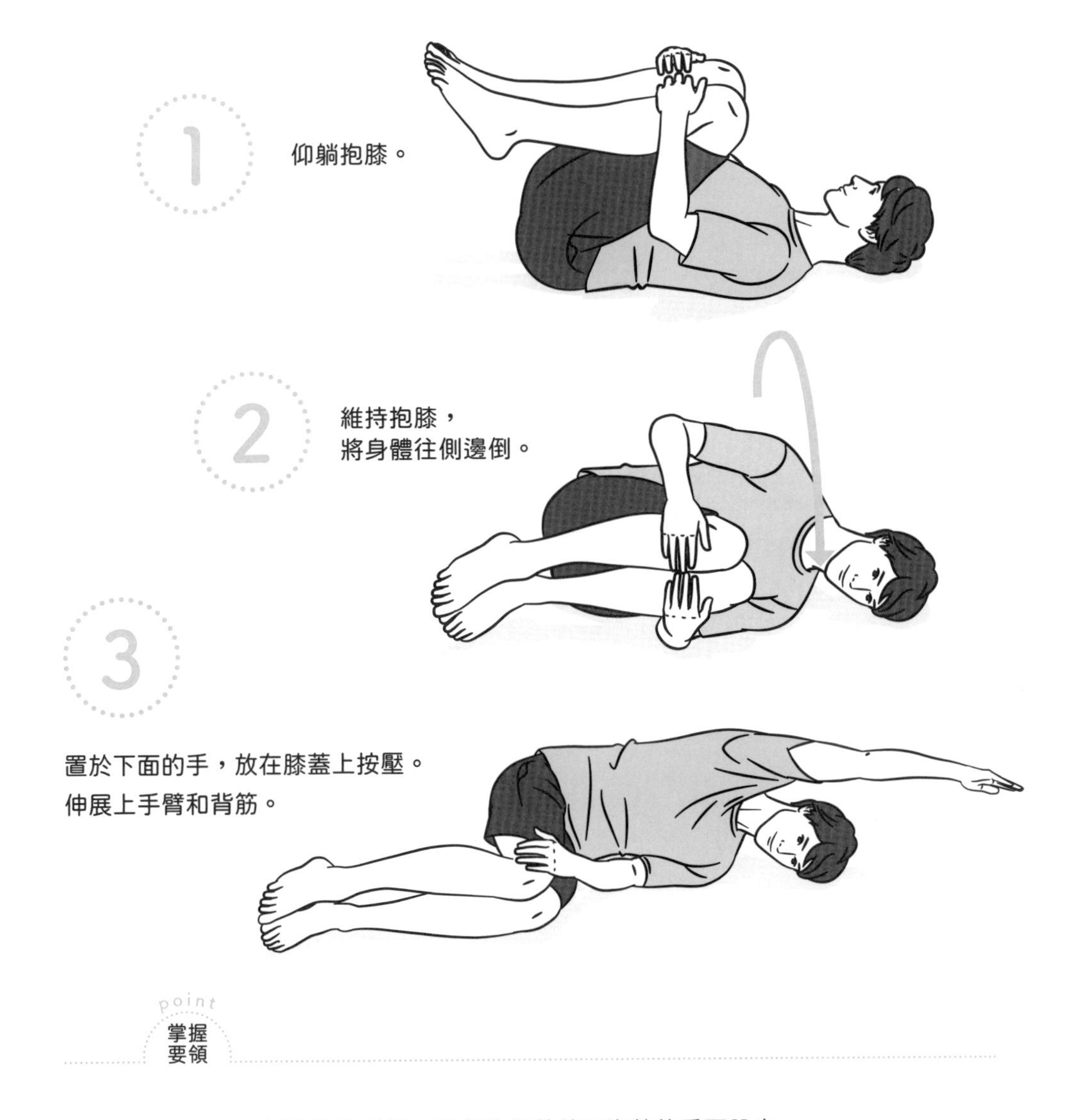

point
掌握要領

側腹的腹斜肌，是保持優美端正姿勢的重要肌肉。
透過良好的鍛鍊，使小腹不容易突出，也使手臂有力，
可以預防肩膀酸痛和腰痛。

鍛鍊斜肌，雕塑腰圍

腹肌扭扭操

4
將骨盆豎起，
扭動腰部。
意識
重點
○ 好好挺起胸
○ 將膝蓋併攏
○ 縮起小腹
○ 視線看著手部

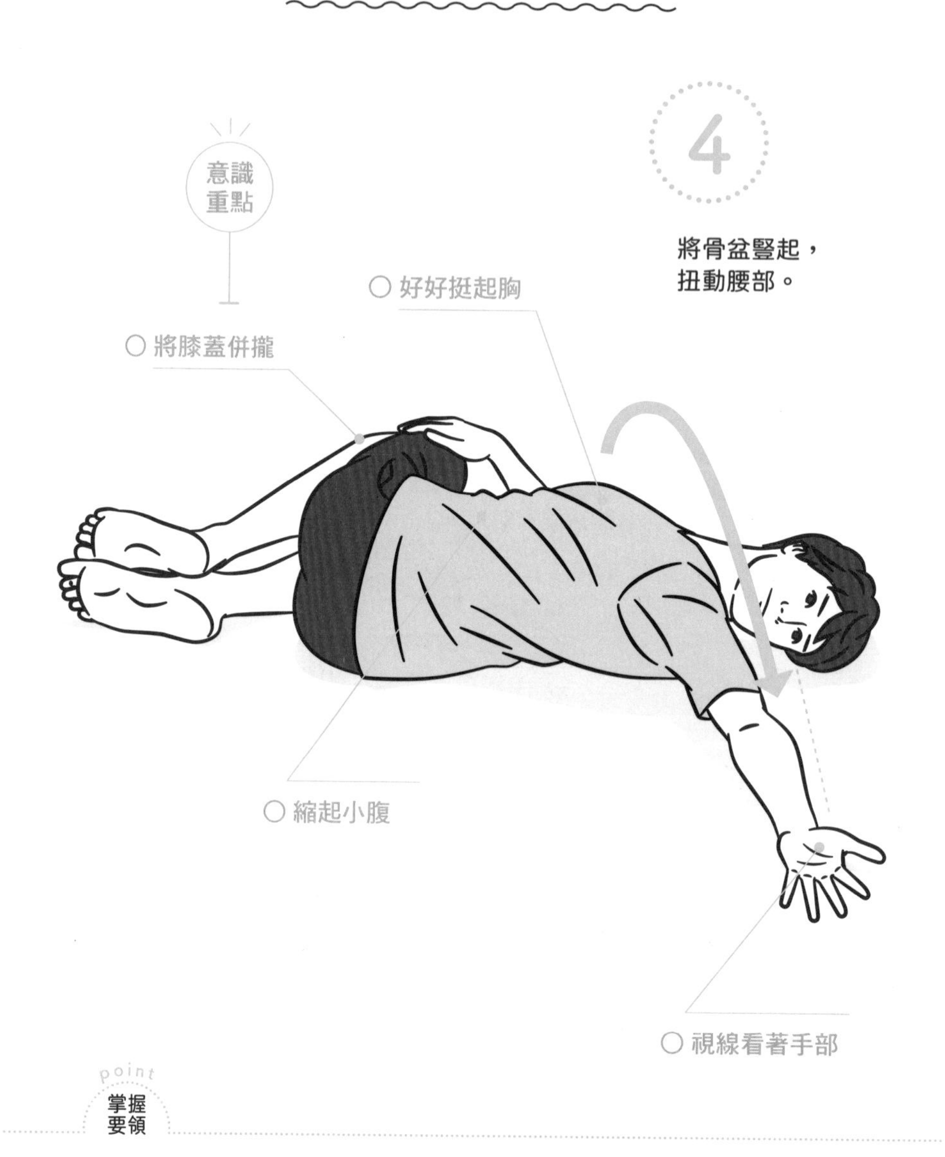

point
掌握
要領

側腹的腹斜肌，是保持優美端正姿勢的重要肌肉。
透過良好的鍛鍊，使小腹不容易突出，也使手臂有力，
可以預防肩膀酸痛和腰痛。

強健下半身和軀幹，促進代謝

屁股走路操

意識
重點
○ 伸展背肌
○ 伸展膝蓋內側
○ 心中想著要將
骨盆豎立起來

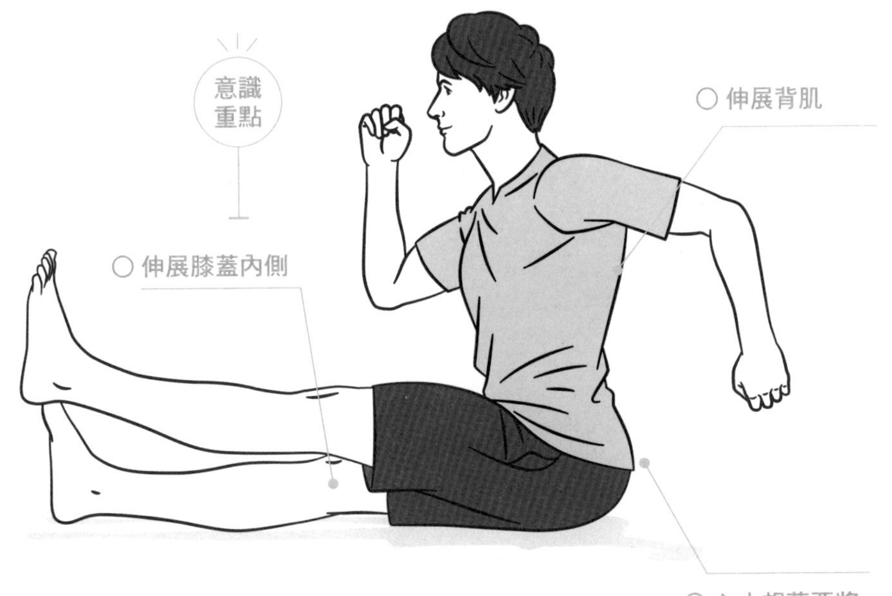

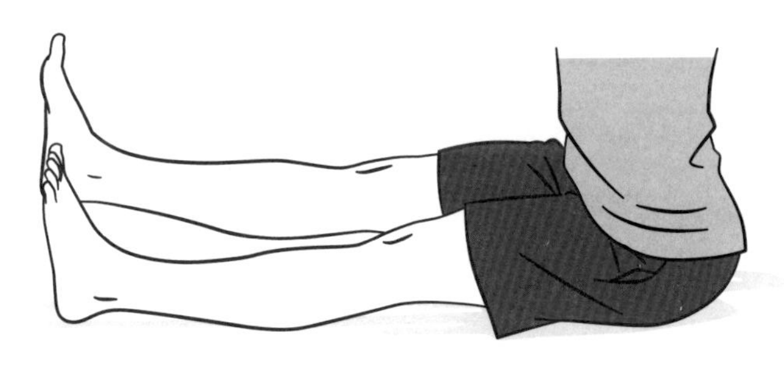

第二步如圖，自右側的臀部
將腳抬起，往前走。

point
掌握
要領

由於長時間坐著，需要矯正容易歪斜的骨盆，讓內臟可以回到原本的位置。
也能強化下半身、軀幹，並預防腰痛。

養成將專注力放在身體上的習慣

腹肌養成椅子操

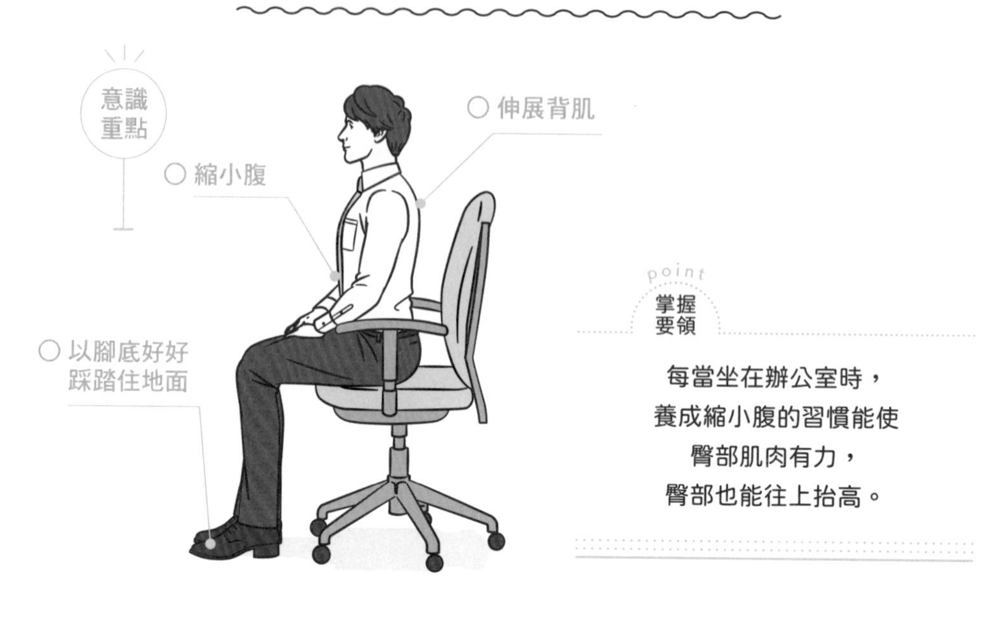

point
掌握
要領

每當坐在辦公室時，
養成縮小腹的習慣能使
臀部肌肉有力，
臀部也能往上抬高。

強化下半身肌肉

椅子抬腳操

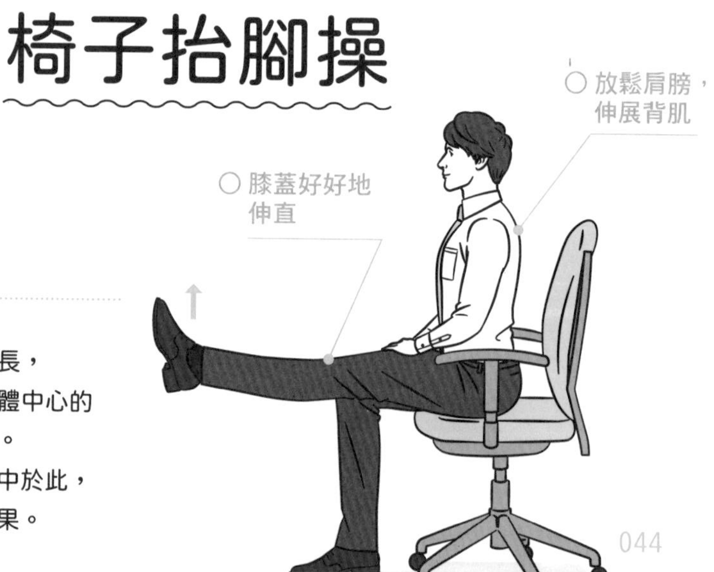

point
掌握
要領

一旦坐著的時間變長，
光是抬腳就能使支撐身體中心的
髂腰肌強健有力。
抬起腳時，將注意力集中於此，
再往上抬會更有效果。

醫師專欄

代謝背後的原因——「內臟受寒」

為了預防糖尿病等文明病，調整飲食和運動等生活習慣是很重要的。然而，除此之外還需要注意的一點，那就是「受寒」。

東京有明醫療大學教授川嶋朗醫師作出以下建議：「『受寒』成了上班族等勞動人口發生代謝症候群的真正原因，讓腹部和內臟保持暖和因此非常重要。」

現代人因為在辦公室工作時間長，原本腹部的血液循環狀況就不佳。還有，因為在日常生活中養成攝取咖啡、啤酒等讓身體變冷的飲料的習慣，造成內臟尤其是腸道受寒的人很多。

腸道一旦受寒，消化酵素的作用和免疫功能會下降，會容易有便祕和下痢問題。最終的結果會造成脂肪代謝變慢，形成代謝症候群的風險因此變高。免疫功能也變差、容易感到疲倦，不少人的腳和下半身也容易浮腫，感到身體微恙。

為了避免「內臟受寒」，在夏天也請勿攝取過多冰冷的啤酒，儘可能攝取常溫的水分。建議可多攝取能溫暖身體的薑、大蒜、納豆、豆腐等食品。

還有另一個重要的方法是泡澡。為了讓身體能暖和起來，雖說每天都很忙碌，但只有淋浴是NG的。請儘可能把泡澡當作一天完結、重新調整身體的時間，悠閒地浸泡於浴缸中。

ADVISER

川嶋朗醫師（現任東京有明醫療大學教授）

北海道大學畢業醫學院畢業後，任職於東京女子醫科大學。歷經為哈佛大學醫學院麻薩諸塞綜合醫院、東京女子醫科大學附設青山自然醫療研究中心診所所長。引進互補性及替代性醫療，目前從事與西洋近代醫學整合之醫療工作。

PART

2

運動障礙症候群

最近不知為何常絆倒……

CHECK LIST

最近您有這種經驗嗎？

○ 單腳站立時難以穿鞋
○ 在家中絆倒或滑倒
○ 高爾夫擊球距離比以前差
○ 動不動就想坐計程車
（走路 15 分鐘以上就受不了）
○ 上樓梯時要使用扶手
○ 提重物回家時感到難以負荷

檢查表監修：竹谷內醫院脊骨神經治療師兼骨科醫師－竹谷內康修院長

勾選三項以上者，請看下一頁。

運動障礙症候群為需要被照護的門檻，是真的嗎？

您是否有越來越難穿襪子，容易絆倒的情況發生呢？在檢查列表中舉出的各個項目，對於身體有點僵硬的人們來說，都會至少勾選一個選項左右。事實上，只要勾一個，就有可能是運動障礙症候群（Locomotive Syndrome）患者。所謂運動障礙症候群，就是骨頭、關節、肌肉等運動器官衰弱，造成「站立」和「行走」等行動力低下的狀態。也許會有人說「這是上了年紀的人才有的症狀吧！」不過，您知道嗎？近來也有所謂幼兒運動障礙的詞彙出現，這是連孩童都可能會罹患的運動障礙症候群。在這個孩子們減少在外玩耍的時代裡，孩童們出現「一蹲下就可能會跌倒」、「一跌倒很容易就骨折」等運動障礙症候群的症狀，被視為一個嚴重的問題。

四十歲以上族群中的三分之二都是可能患有運動障礙症候群的危險群

運動障礙症候群對於成年人們而言也是嚴重的問題。根據東京大學的調查，日本四十歲以上的人口約有三分之二，也就是四千七百萬人都可能患有運動障礙症候群。「因工作忙碌而沒有運動習慣的人遇到一點段差就跌倒，很有可能即將患上運動障礙症候群。」竹谷內診所骨科醫師兼脊骨神經治療師竹谷內康修院長也指出，運動障礙症候群的可怕之處在於將來可能需要被照護。根據二〇一六年國民生活基礎調查，需要支援和被照護狀態的原因第一名和第二名分別為失智症（18%）和腦血管疾病（16.6%）。不過，骨折和跌倒（12.1%）、關節疾病（10.2%）、脊髓損傷（2.3%）都被認為是「運動器官的障礙」，成為需要被照護的首位原因，合計約24.6%。以女性罹患骨質疏鬆來看特別明顯，約近三成會有運動障礙症候群。這與年齡無關，為了能維持健步如飛的身體和大腦，預防運動障礙症候群刻不容緩。

不伸展膝蓋，以不良姿勢行走

竹內谷院長說：「患有運動障礙症候群的原因之一，是因為人們彎著膝蓋走路等，持續不良姿勢和不良行走姿勢造成的。」一旦邁入中高年齡層後，膝關節會變得僵硬，無法完全伸展。如此一來，能好好支撐身體的力量也變弱。此時，骨盆會向後傾，背部駝背彎起，頸部往前突出，也就是變成老爺爺老奶奶的姿勢。「膝蓋內側若沒有打直，髖關節的可動範圍會變狹窄，步幅也會狹窄。還有可用的膝蓋的軟骨是有限的，由於負擔過於集中，軟骨和半月軟骨也會容易削減，就會形成膝蓋疼痛的原因。」

原本骨頭和肌肉量在二十到三十九歲達到尖峰。若完全放任不管，隨著年齡的增長，骨量和肌肉量也會跟著減少。大阪醫科大學以四千零三位男女為調查對象，得知全身當中，下肢的肌肉量最容易減少，且從最低的年齡層就開始減少。（參照下圖）。關於運動障礙症候群的預防，一直指導人們，依循身體構造來活動的菊池和子女士，是怎麼想的呢？讓我們趕快來聽聽她的看法。

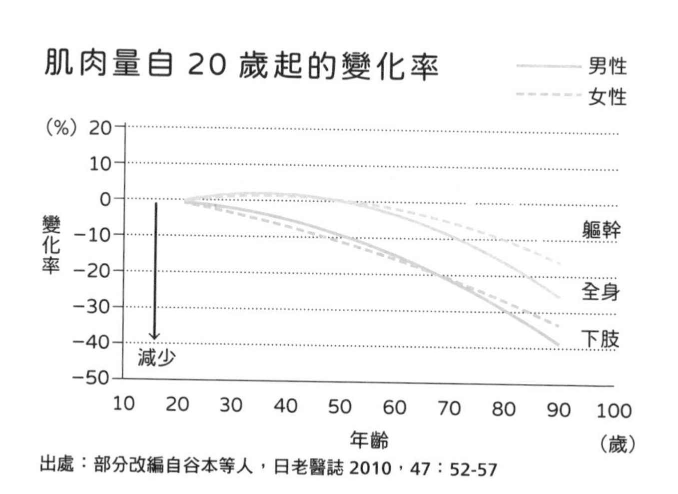

出處：部分改編自谷本等人，日老醫誌 2010，47：52-57

做做看！檢查您是否有運動障礙症候群

測量下半身肌力之起立測驗

（單腳時）

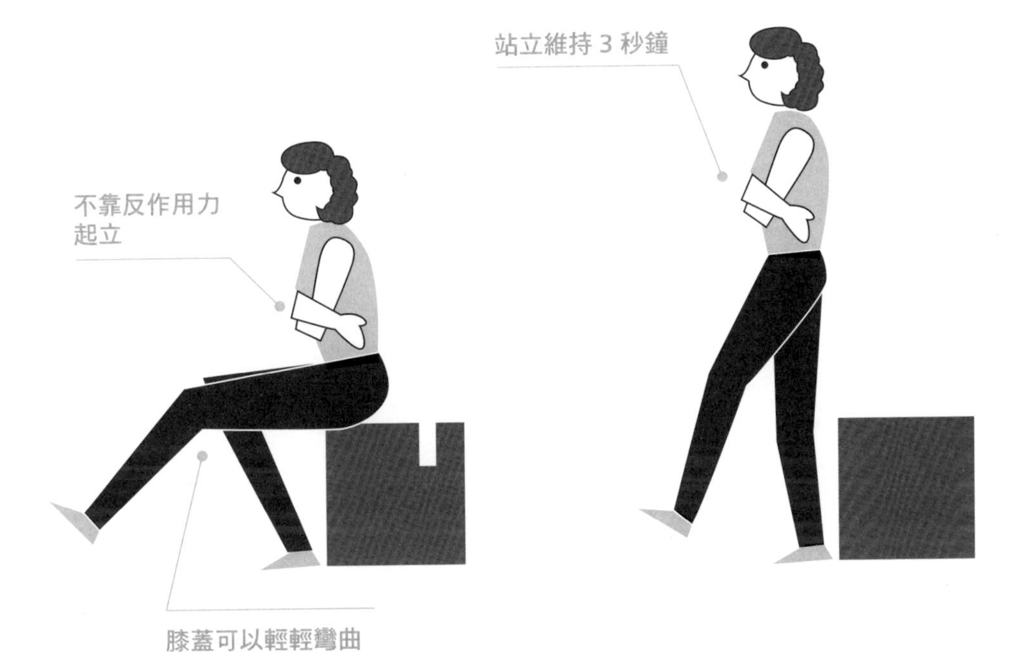

從 40 歲到 69 歲的男女以單腳能站立的椅子高度約為 40cm 左右。
站起時搖搖晃晃，踉踉蹌蹌，有可能是運動障礙症候群的危險者。
運動障礙症候群的測驗，除了起立的測驗（兩腳、單腳）以外，
還包括調查步幅（走二步測驗）、
以及調查身體狀態和生活狀態在內共 25 個問題。

出處：挑戰運動障礙症候群推動協會官方 HP「線上運動障礙症候群」

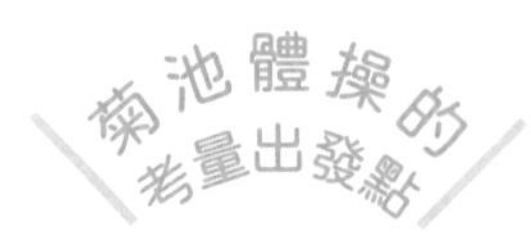

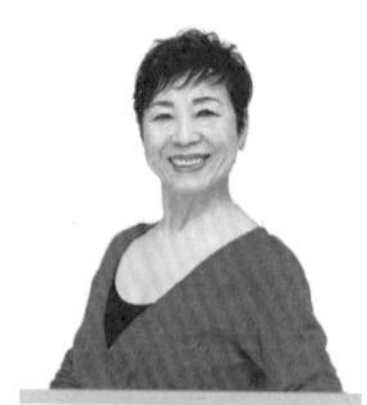

鍛鍊腳趾和臀部肌肉，伸展膝蓋↓養成強健的下半身，擁有能好好走路的身體

近年來，常耳聞運動障礙症候群，即使不太瞭解這是什麼，我想也有很多人都聽過「身體的衰弱是從下半身開始的」這句話。我們也常聽到人們在說「最近我打高爾夫球得到的落點實在不理想，該不會是下半身衰弱或年齡的關係？」，不過，很多定期來我們菊池教室上課的五十歲到六十幾歲男性學員，高爾夫球飛的距離都變遠了。我想背肌和腹肌鍛鍊的良好平衡也是原因之一，而腳力、腳趾、腳底能確實地站穩著地，這佔很大的原因。不只是玩高爾夫球的人們，為了避免不小心被段差絆倒，能維持健步如飛的身體，首先最重要的是腳趾和腳底。您是否有擔心過腳底呢？在菊池體操中，我們透過腳踝轉轉操，時常確認腳底的狀態。在日常生活中，是不是很多人都常「忽略腳底」呢。

腳趾和腳底變弱時就容易跌倒

腳底中，有著與一根根腳趾相連的肌肉，而腿部內側與後腳跟的肌肉彼此互相約束成為一體，形成阿基里斯腱。阿基里斯腱與小腿肚、膝蓋內側相連，透過膝蓋，與大腿、臀部及腰部之下半身整體相連。因此，只要在腦中專注想著要好好使用腳趾，好好地走路，如此就能保持腳力和體力。反之，若不使用腳趾，當腳底肌肉變弱時，足弓的拱形就會變形，小腿也會變弱。如此一來，腳部就不能好好抬起，步幅變窄，容易跌倒。在腳趾當中，拇趾尤其重要。腳底有著與身體五臟六腑等各部位相連結的反射區。與拇趾相連的是頭部（大腦）。在走路時只要想著「好好用腳部的拇趾根部來行走」，就能培養大腦與身體相連的感覺，能踩踏著地面，以適度的步幅行走，也能預防不少女性都有的拇趾外翻的問題。

還有另一個重點部位是膝蓋。人們因為膝蓋可以彎曲，可以起立，蹲下，做出很多動作，但近來也有不少年輕人彎著膝蓋在走路，其實相當醒目。

膝蓋在不知不覺中，會放鬆而彎曲。讓膝蓋伸直的方法就是要在心中想著想將膝蓋伸直。如果都沒有留意，在不知不覺中，膝蓋就可能會變得僵硬、收縮起來，進而變得衰弱，因此，將注意力集中於膝蓋內側，要想著想要伸直膝蓋這點很重要。菊池體操中，直腿坐及抬腳時，都會在大腦中想著好好地伸展膝蓋內側這件事。

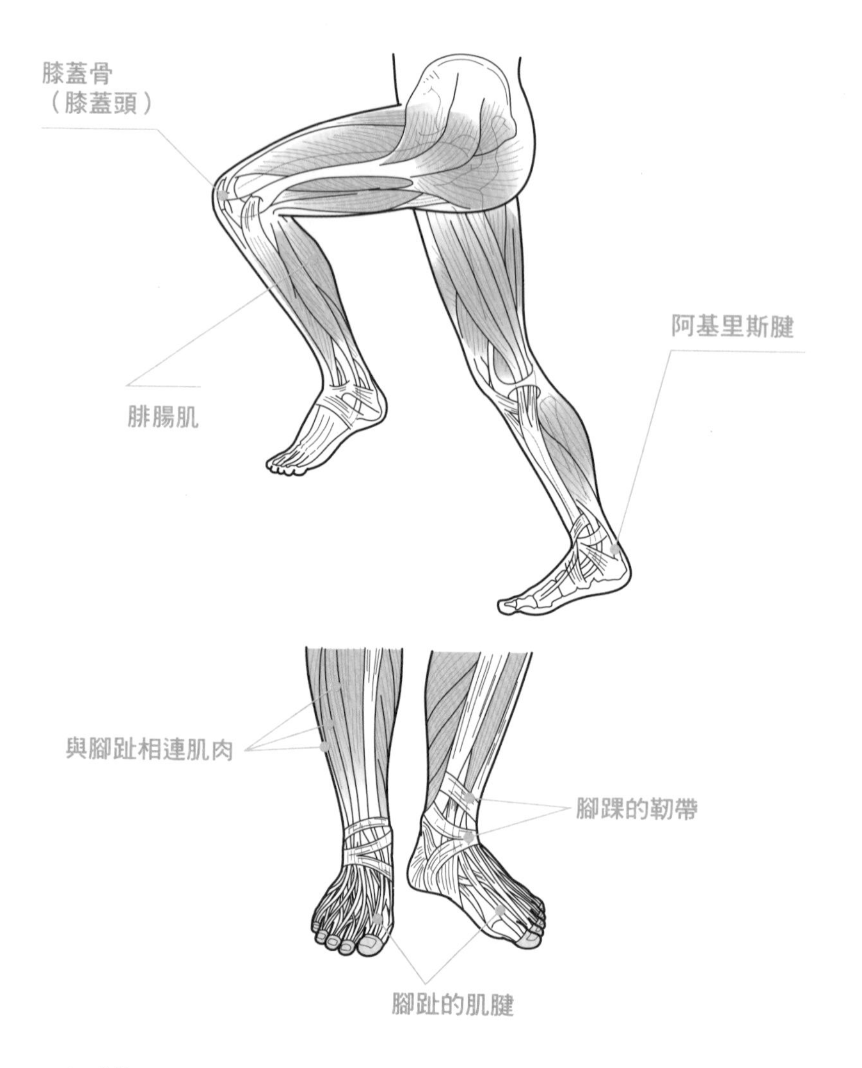

在「菊池體操」中，重視一般不怎麼注意到的腳趾。

腳趾的肌腱與腳背的肌肉、腳踝的韌帶、小腿肌肉相連，當腳趾變衰弱時，整個腳都會變弱。

夾緊臀部往上抬

為了能使下半身強健有力，臀部的肌肉是很重要的。我在上課時也總是會說「臀部的肌肉若能緊實，就能好好地生存下去」，不只是女性，男性也是，不少人「都沒有看過自己的臀部」。臀部的肌肉很大是因為有其作用，臀部連結上半身與下半身，支撐腰部和脊椎，還有也支撐髖關節和骨盆。也就是說是身體的要處。而臀部的肌肉隨著年齡增長會逐漸衰弱，也可能往橫長肉擴展，造成骨盆歪斜，當然髖關節的活動也跟著變衰弱。

別說是健步如飛了，反之，會形成容易疲累，懶得動的身體。因此，我們從日常中，就應注意，如同縮小腹一樣，也要縮緊臀部的肌肉。小腹和臀部其實是一體兩面，如同相親相愛的兄弟檔。一旦養成縮小腹的意識，也容易將臀部往正中央縮緊，可以鍛鍊大臀肌等肌肉。若想將目標放在永不退休的身體的話，請牢記「讓臀部肌肉保持變大變強壯」這點很重要。

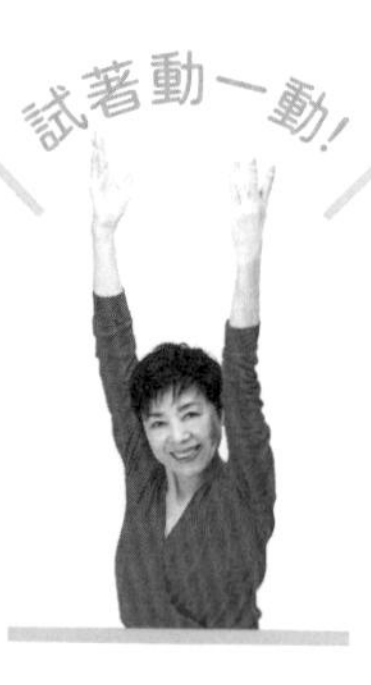

強健腳趾和腳底
養成「抬起腳，伸展膝蓋內側」的習慣

對上班族來說，幾乎都是一整天穿著襪子、絲襪，腳被鞋子包覆一整天吧！正因如此，P57的「腳趾的石頭、布」、「腳趾步行操」等，能好好使用腳趾和腳底的方式請務必試著做做看。此外，也許會讓您覺得在外舉止不當，但有時可以脫下鞋子，直接隔著襪子按摩一根根腳趾頭，試著張開每根趾頭。建議您可以穿著五趾襪。光是將一根根腳趾頭撥開，然後站起時自然地將掌心朝地面踩踏，就能夠養成自己緊抓地面的力道，更重要的是能讓一根根腳趾頭分別都與大腦清楚連結。

還有，腳力鍛鍊的重點在於將膝蓋內側伸直，除了基本上直腿坐時可以這樣做，也可以養成在洗手台和坐在較低的桌子時，養成兩腳抬起，伸直膝蓋的習慣。若害怕單腳站立可能會搖搖欲墜有點危險的人，將腳趾確實地踩踏在地面上站立，再慢慢蹲下也可以。此外，建議可作P160的「四肢活動操（相撲備戰姿勢）」等，能鍛鍊臀部和整個下半身，非常的推薦。

以腳底穩踏地面，回復原本的力量

腳趾的石頭、布

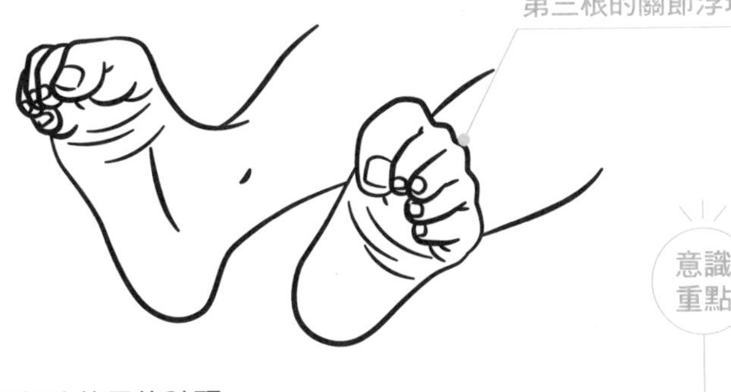

意識重點

對於中趾、無名趾等無法伸展的趾頭，
要反覆觸摸。

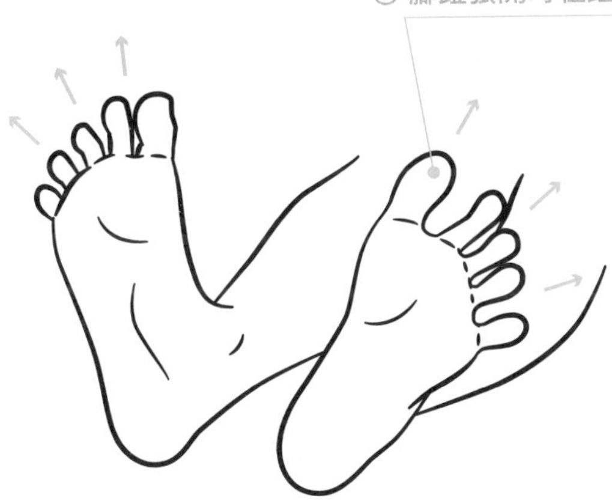

point
掌握要領

膝蓋確實地伸展，腳併攏伸直坐於地面，專注地看著，
大腦感受全部腳趾變成石頭，然後再好好張開成布，
石頭和布至少重覆動作 10 次。

透過腳底讓大腦甦醒

腳底搔搔操

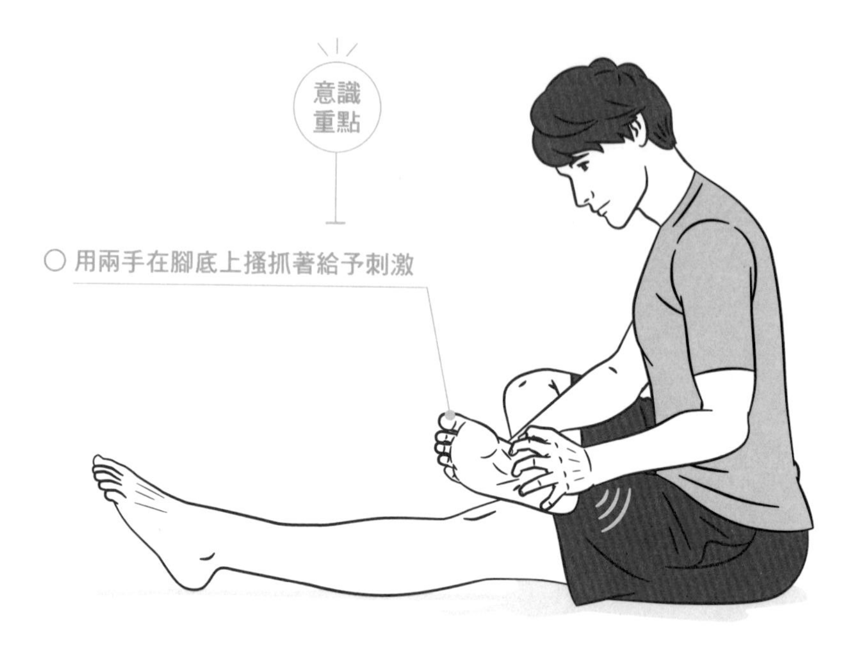

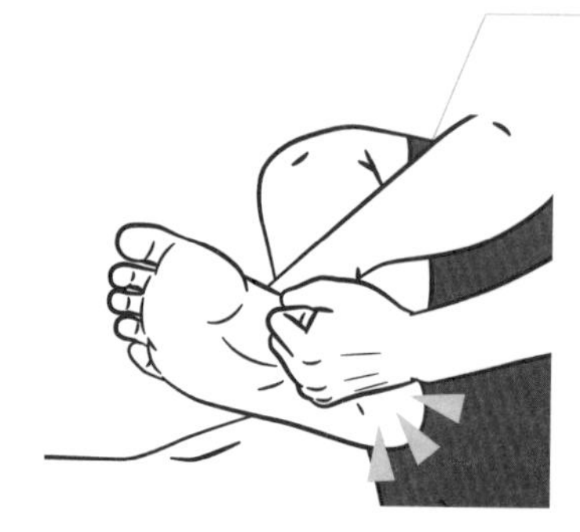

point
掌握
要領

一隻腳跨在另一隻腳上，看著腳底，以兩手的手指和拳頭加以刺激，
可以刺激與反射區相連的全身各部位及穴道，也有改善血液循環的效果。

強化腳趾五兄弟

腳趾步行操

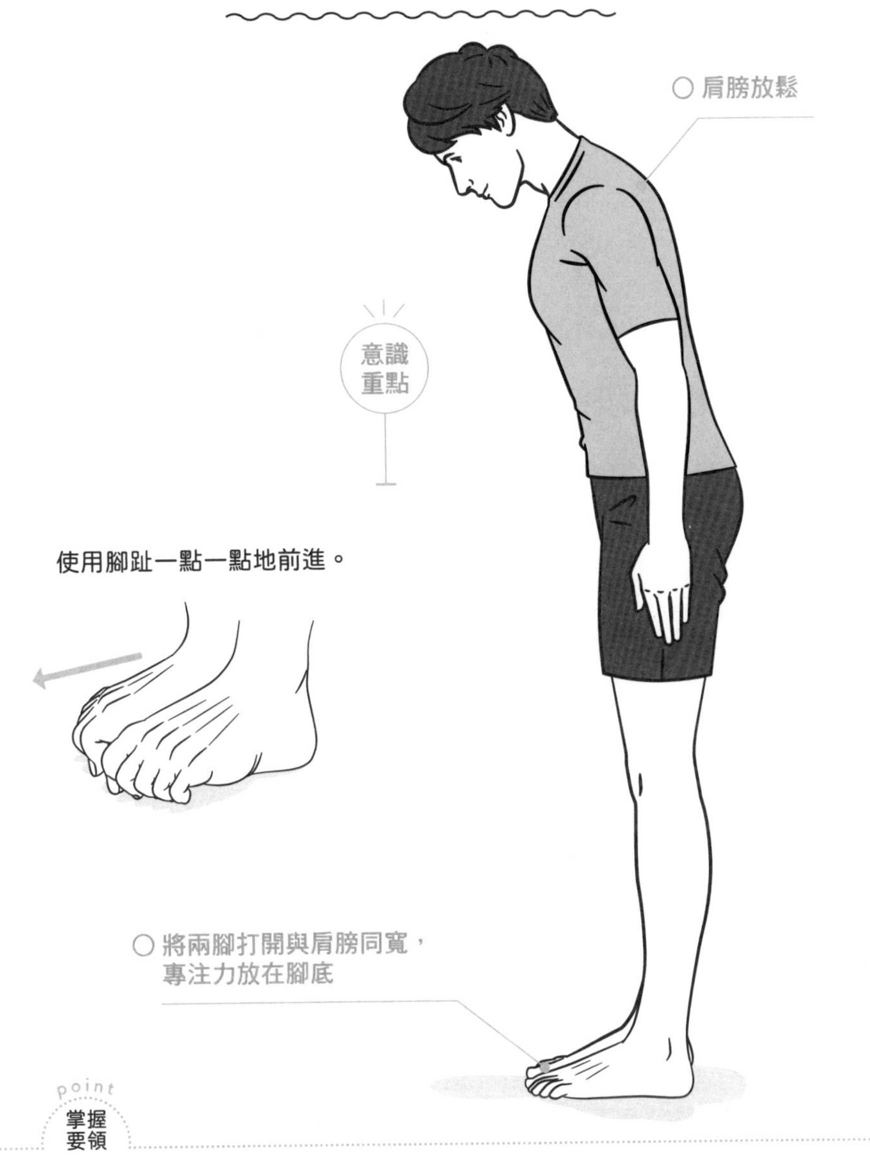

point
掌握要領

使用全部的腳趾，心中想著要往前踏步是關鍵點。
可以強健腳趾耐力，活化與一根根腳趾相連的廣泛的大腦各分區。
站立或走路時，腳趾先抬起，抬起趾頭，也能預防跌倒。

伸展膝蓋內側，改善血液循環

單腳抬起操

1
單腳跨在洗手台等
較低的平台上。
○ 縮小腹
○ 心中想著伸展兩腳的膝蓋內側
意識
重點
○ 腳底穩踏站好
2
上半身慢慢傾倒
○ 心中想著伸展兩腳的膝蓋內側

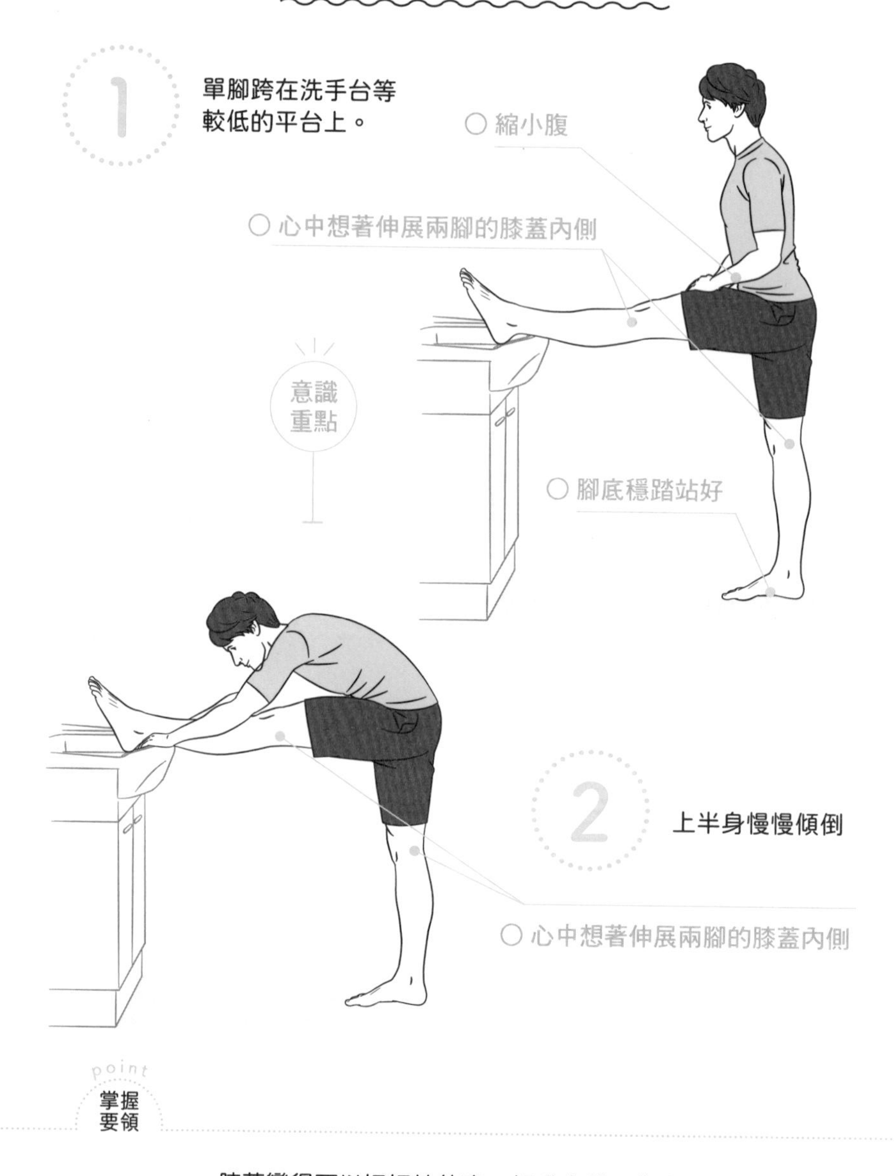

point
掌握
要領

膝蓋變得可以好好地伸直，提升身體平衡力。
也可以改善血液循環和幫助消除浮腫。
若跨在洗手台上會感到不安，可以先挑戰其他較低的平台。
伸展膝蓋後，單腳往後抬起的動作也是可行的。

「臀部和腹部是合作無間的好搭檔」縮緊臀部時，腹部也會跟著縮起，反之亦然。

菊池語錄

醫師專欄

「跌倒」職業災害增加，五十歲以上女性須多加留意

一聽到職場上發生的職業災害，且嚴重程度必須休息四天以上的死傷災害，也許不少人會想到「捲入工廠的意外事故」等。然而，事實上，近年來的最常看到的職業災害是「跌倒」。有些人可能會認為只是跌倒而已太誇張了吧，其實跌倒災害中約有六成，是不只是四天，而是必須休息一個月以上的職業災害。就職災增加的背後形成原因也有可能來自高齡化的影響。熟知年長者的身體活動，慶應義塾大學運動醫學研究中心健康管理研究所小熊祐子準教授如此評論：「有必要考量職場中的地板是否過滑的問題，每日運動不足及隨著年齡的增長，視力和握力也跟著衰退，以及保持平衡的能力等，由於身體機能衰退，恐有招致跌倒增加的風險。」

二〇一八年日本全產業的跌倒件數為三萬一千八百三十三件。佔全部的職業災害的件數為十二萬七千三百二十九件的四分之一。厚生勞動省（相當於台灣的衛福部＋勞動部）和勞動災害防止小組展開防止跌倒的宣傳活動，雖有配套措施，但增加傾向仍無法控制，全部產業比去年度增加10％以上的跌倒件數。在超過三萬件的詳細資料中，以年齡和性

別分別來看，四十歲之前的跌倒者男性比女性的件數還要多，而五十歲以上則因女性骨質疏鬆的問題，女性件數比男性高出很多。（參照下圖）

不只是職場，車站的階梯、在自家，因為跌倒或骨折腳無法動的案例不在少數。現在我們認識與跌倒有關的運動障礙症候群，從今以後來鍛鍊自己身體成為一個不容易跌倒的身體吧！

（撰文者 新村直子）

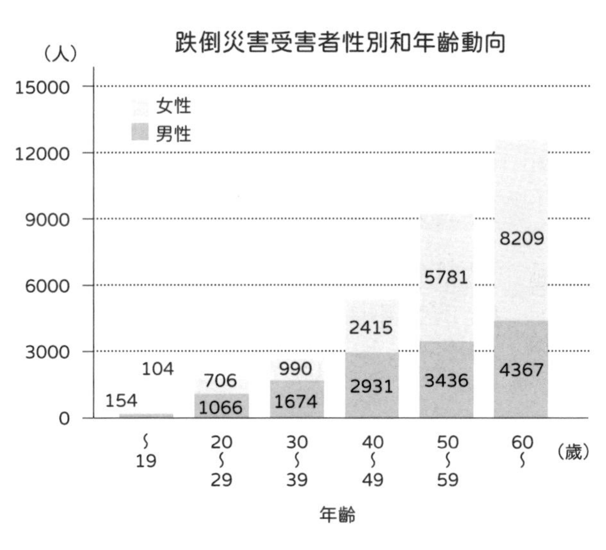

出處：厚生勞動省 2018 年勞動災害發生狀況分析等

PART

3

更年期煩惱

提不起勁，莫非更年期到了？

CHECK LIST

最近您有這種經驗嗎？

○ 提不起勁

○ 關節和肌肉疼痛

○ 容易疲勞

○ 神經質

○ 感到不安

○ 性慾低落

檢查表監修：抗老化醫學專門醫療設施滿尾診所滿尾正院

勾選三項以上者，請看下一頁。

身體的煩惱

男性也有更年期嗎？

「最近做什麼事都提不起勁」、「感覺容易疲累」等等，若在前述的身體狀況檢查中勾了三項的男性，有可能男性賀爾蒙、睪固酮（睪酮素）正在減少中。睪固酮的減少，也就是男性更年期，又稱為ＬＯＨ症候群（遲發型性腺功能低下症）。

睪固酮其實是與所有人的健康和長壽都有關的重要賀爾蒙。它有助於維持幹勁、性慾、活化認知功能、保持肌力和姿勢、維持骨質密度。同時，也是維持身心健康不可或缺的賀爾蒙。

因此，睪固酮的減少會令人失去幹勁，做什麼事都嫌麻煩、懶得動，身體也容易感到疲勞。睪固酮的減少理由除了年齡增長，壓力的影響也很大。帝京大學針對八十一名二十歲到六十歲的健康男性做的調查顯示，工作責任變大的四十到五十九歲的男性睪固酮指數最低。（請參照下頁圖）

人們對於ＬＯＨ症候群的認知度尚淺，但有因作什麼都提不起幹勁的人們去看身心科，被診斷為患有輕型憂鬱症的個案。

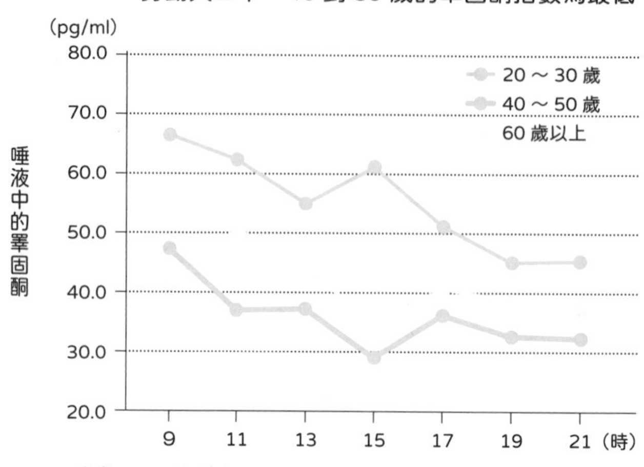

出處：Yasuda 等人，The Journal Of Men's Health & Gender 2007;4(2):149-155

抗老化醫學專家的滿尾診所滿尾院長評論：「在日本，男性賀爾蒙指數，以血中遊離睪固酮濃度未滿八點五皮克／毫升，作為判斷ＬＯＨ症候群的標準。還有，檢查身心狀態可看ＡＭＳ分數，共有十七個問題，對於更年期症狀感到擔心的人們，請試著去看男性健康門診。」

一旦睪固酮減少時，不只是幹勁消退，也會容易造成內臟脂肪肥大、代謝症候群等症狀。滿尾院長說道：「由於其與競爭心和領導力有關係，對於管理層及勞動人口的工作績效也會帶來影響。」

睪固酮對女性而言也很重要

睪固酮其實對女性也相當重要。如前所述，為了維持骨骼和肌肉的功能、保持充足的幹勁，對社會的影響也很大，對於在職女性來說，可以說這是保持積極的心態的賀爾蒙。滿尾院長說道：「停經後，由於女性的雌性激素會面臨枯竭狀態，因此相對來說，對於睪固酮的影響也很強烈，不少女性會比男性表現得更活躍。」

另一個對中高齡者重要的賀爾蒙為DHEA（脫氫異雄固酮；超級賀爾蒙；抗壓賀爾蒙）。滿尾院長表示：「它有預防心血管疾病、癌症、糖尿病、失智症等疾病的作用，也是睪固酮和雌性激素的生成元素，中高齡者維持此

健康、長壽賀爾蒙和睪固酮在全身發揮作用

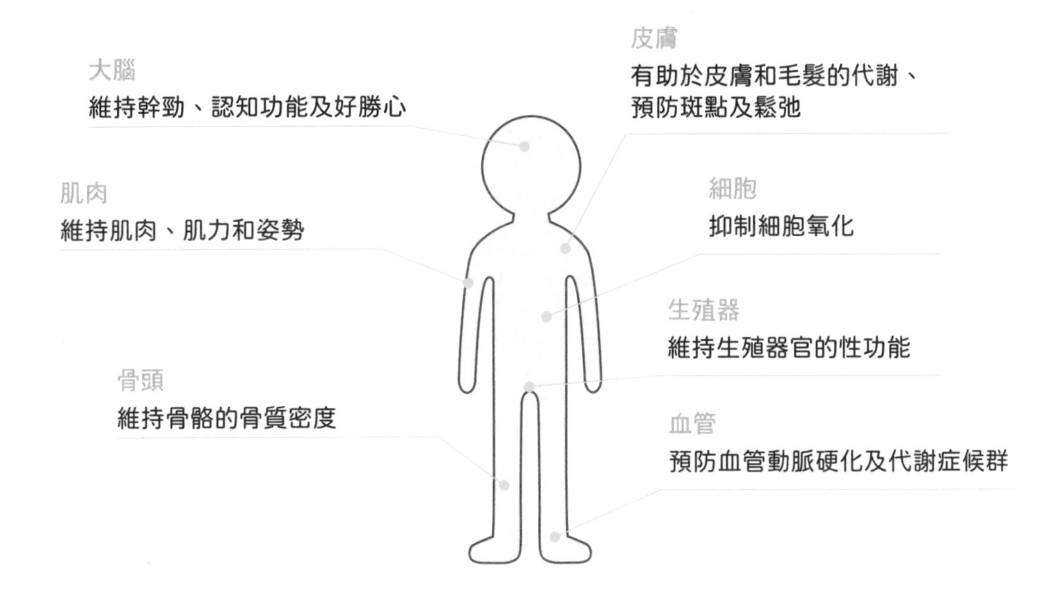

出處：《讓『身體越變越年輕的賀爾蒙』不斷增加的 16 個良好習慣》（滿尾正著，CCC Media House 刊載）

賀爾蒙的供應是相當重要的」。DEHA也會隨著年齡增長，男女都會有減少的傾向，但健康和長壽的人，其指數多半沒有降低。

為了增加睪固酮及DHEA的分泌，對腎上腺造成負擔的壓力和睡眠不足形同敵人。滿尾院長的建議直搗核心，也就是要運動。但他提醒：「像是舉重這種激烈的運動，會增加壓力賀爾蒙之皮質醇的分泌，應注意勿過度運動。每天做些放鬆的運動即可。」

那麼這體操到底施以如何的對策呢？讓我們來看看該怎麼做。

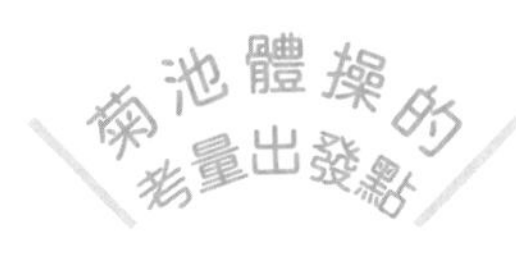

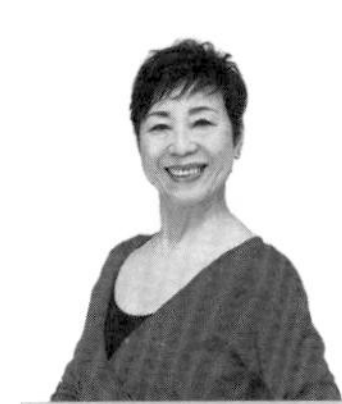

全身動一動，讓脊椎放鬆→改善血液循環，調節自律神經

因為我們的中高年齡的學員很多，其中也有以更年期障礙嚴重為由前來尋求幫助的學員。女性的更年期約在四十五至五十五歲左右，迎接停經時期。不只是身體面臨大幅度的轉變，育兒時期結束、家庭或職場的環境變化等等，在這個有各種改變的時期，身體會出現不適症狀也是理所當然的。

其中，更年期症狀的嚴重者容易昏睡，需要藥物控制。包括我個人在內，菊池體操的講師和員工全體，從未因更年期而感到不適。我們的學員也是一樣，因自律神經失調症等症狀嚴重，也有一直臥床不起的人，很多學員說：「自從開始做體操後，症狀便開始緩解，平安度過這段期間。」

女性和男性在更年期時賀爾蒙都會減少，容易產生自律神經失調的問題。容易變得憂鬱，做什麼事都缺乏幹勁、心靈封閉，面無表情。

接觸到心理狀態不佳人們的身體時，全身肌肉都硬梆梆的，肌肉發冷且僵硬時，會無法輸送血液至大腦，輸送血液和淋巴液的泵浦功能也無法好好運作，無法向必要的部位輸送營養和血液，也無法排出老廢物質。

不要輕忽自己的身體

心靈和身體是相連的，心理狀態不佳，也會導致身體出現毛病。反之，若能好好照顧身體，認真動一動，也能改變心靈狀態。我常指導這種感到不適的學員：「請勿忽視自己的身體，對自己的心情也要多花力氣照顧，更年期對男女皆為必經之路。」

此外，如果可以一點一滴地深刻體會，憑自己的力量讓身體變好的話，就如同突破一道牆一樣。心靈也自然能積極樂觀，在教室上課時也能集中注意力，工作幹勁也能提高。這些都是取決於心靈的力量。

還有另一個是為調節紊亂的自律神經，端正脊椎的歪斜，矯正姿勢也是相當重要。自律神經由大腦直接穿過脊髓，從胸椎和腰椎穿出，若姿勢錯誤便無法好好傳達訊息。事實上，貫穿脊椎的自律神經，扮演相當重要的角色，可以保護內臟、保持在正確位置、製造新鮮血液以活化全身細胞。為了讓脊椎柔和運動，應矯正歪斜，保持背部肌肉的柔軟，如此以來，身體的各部位功能運作也能良好，自律神經也能趨於規律。

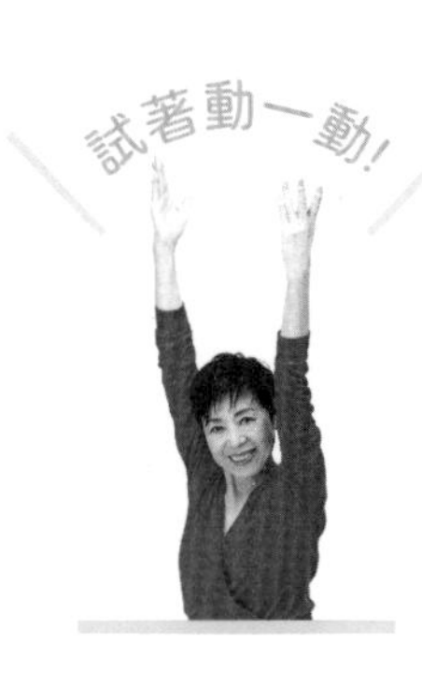

以貓咪伸懶腰的姿勢讓脊椎變柔軟，趴下、抬起臀部，拱起背部再向下凹

接下來，趕緊向各位介紹能改善全身血液循環、放鬆支撐脊椎肌肉的體操。

首先，請看P72的「貓咪懶腰操」。不只是手臂，胸部、腹部、背部、腰部及上半身都會動到，為改善血液循環的有效體操。除了直直地將上半身往下移動以外，也會左右傾斜身體，用大腦注意自己的身體各部位的平衡。若左右傾斜有困難的人，代表那部位比較衰弱，更應將注意力集中該部位上。如果和貓咪一起做會比較容易，一邊將注意力集中於脊椎，以爬行姿勢抬起臀部（請見P72）。拱起背部，再向下凹，反覆進行這個動作時，會感到脊椎有不一樣的感覺。

形成柔軟的脊椎

貓咪懶腰操

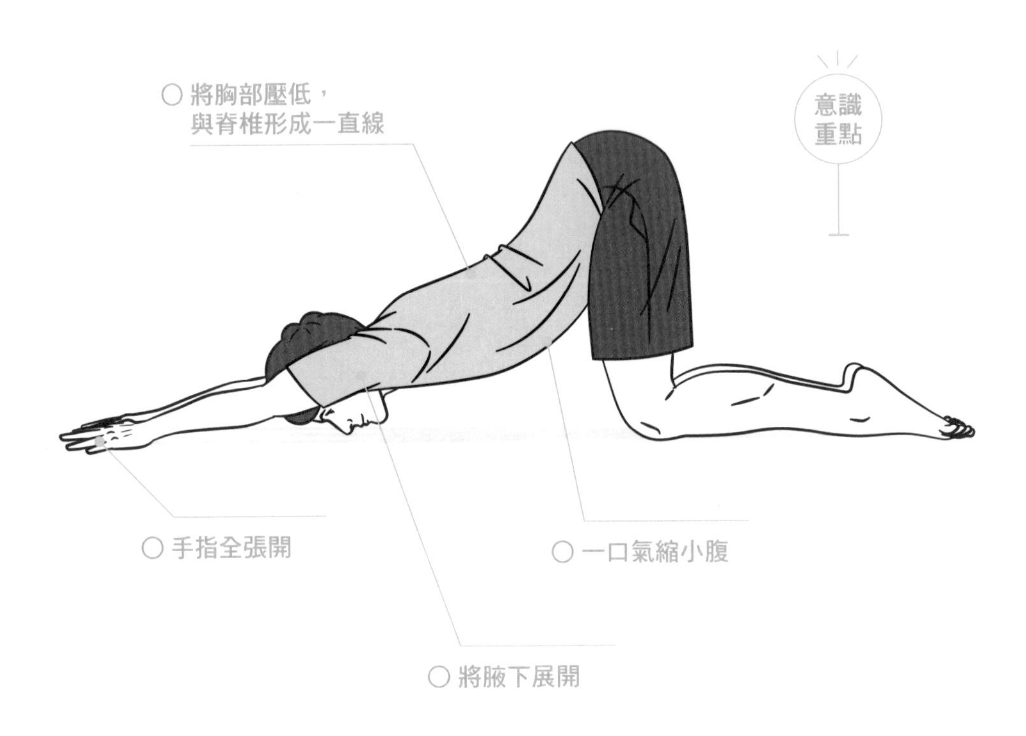

point
掌握要領

先用大腦想像從指尖到手肘、腋下、側腹（肚子的兩邊）及髖關節為止的相連狀況。
將身體往左右傾，感受自己虛弱的地方、平衡不好的地方，
以將這些調整好為目標，適時調整使力動一動。

感受一個個的脊椎骨

爬行姿勢拱起背部＆往下凹

○ 縮小腹
○ 感受手臂力道
意識重點
○ 手肘打直
○ 將手指全張開
○ 將手指全張開

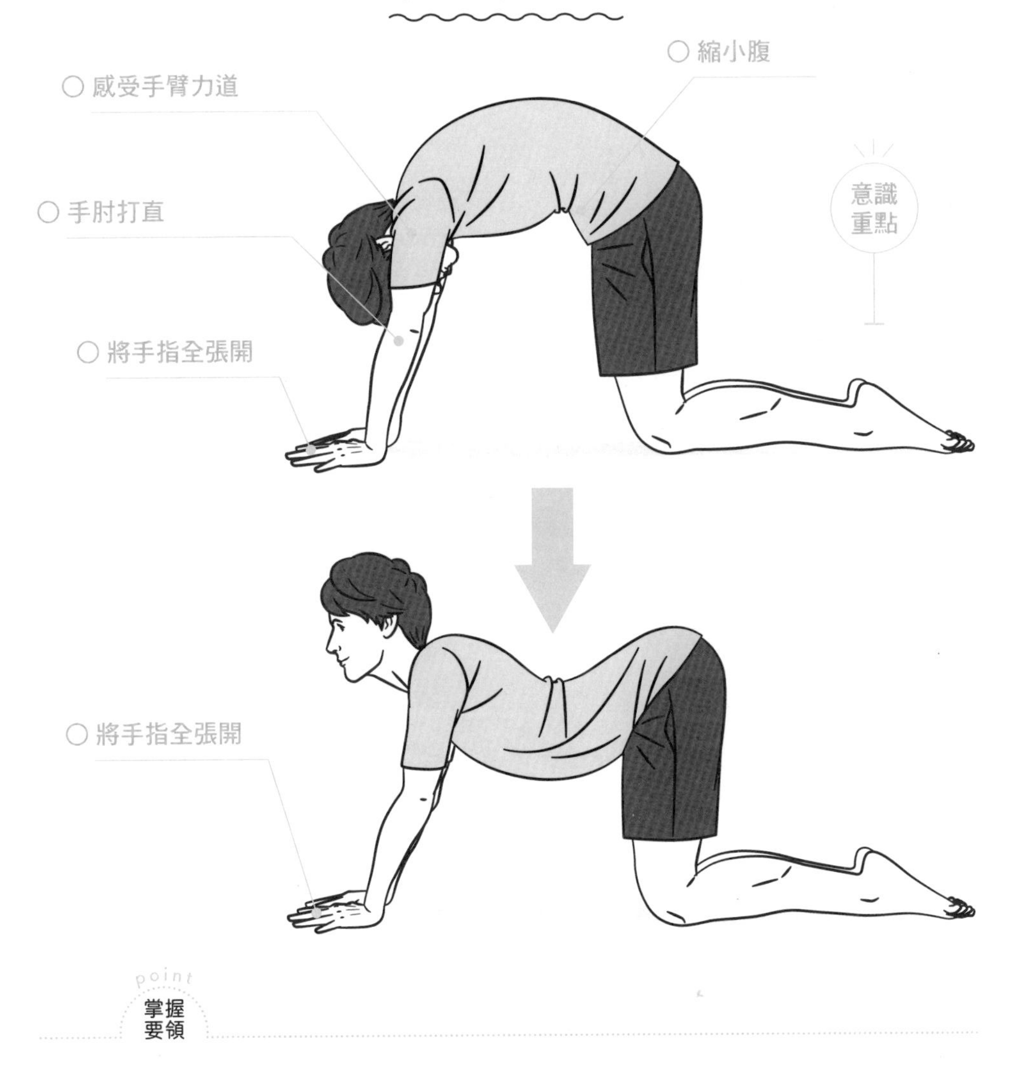

point
掌握要領

以腹肌和背肌的力量，拱起脊椎，慢慢將頭抬起，讓背部向下凹。
一邊感受構成脊椎的一個個小小堆疊架起的骨頭，一邊做體操。

動一動全身，深呼吸

手臂大轉圈操

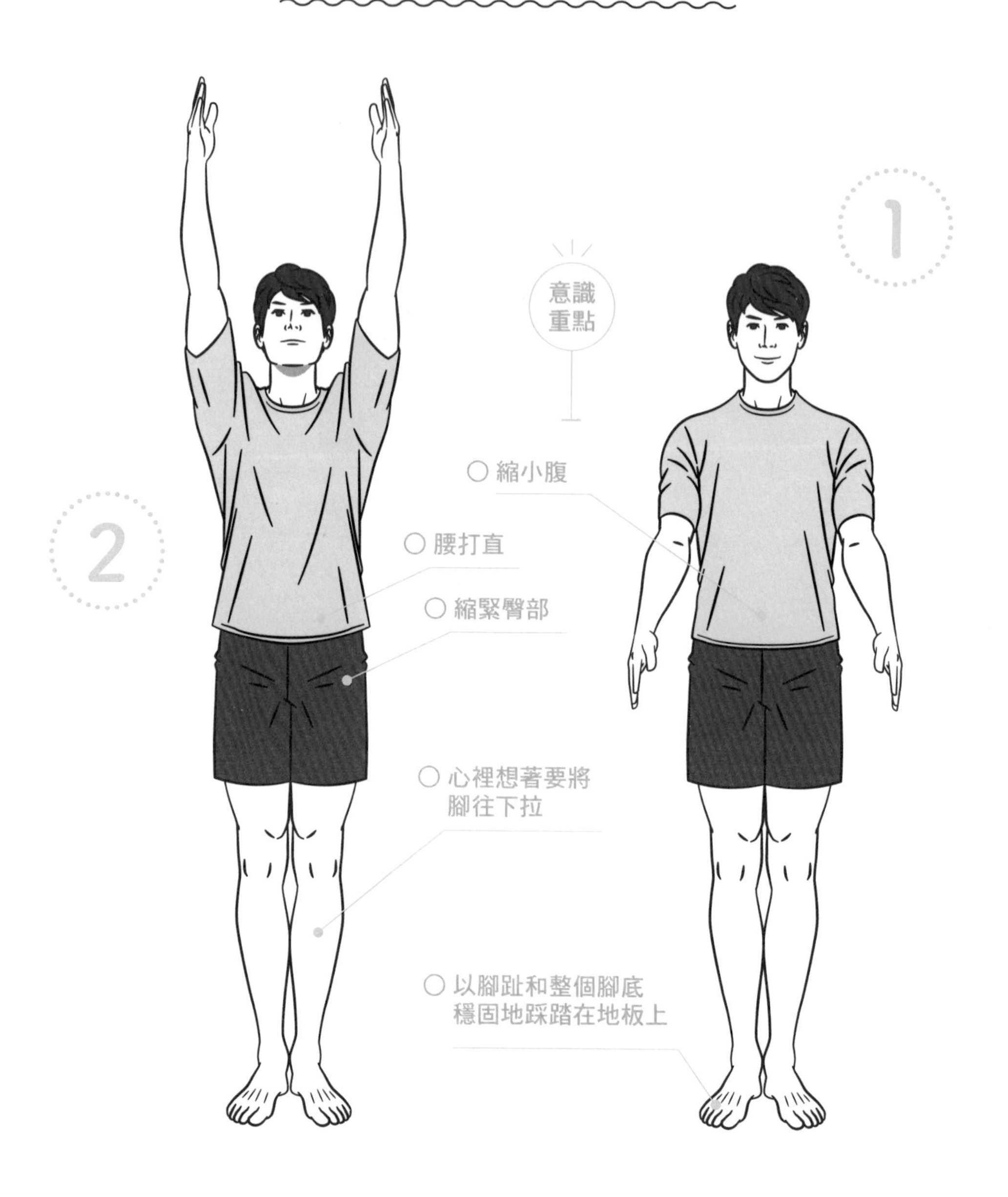

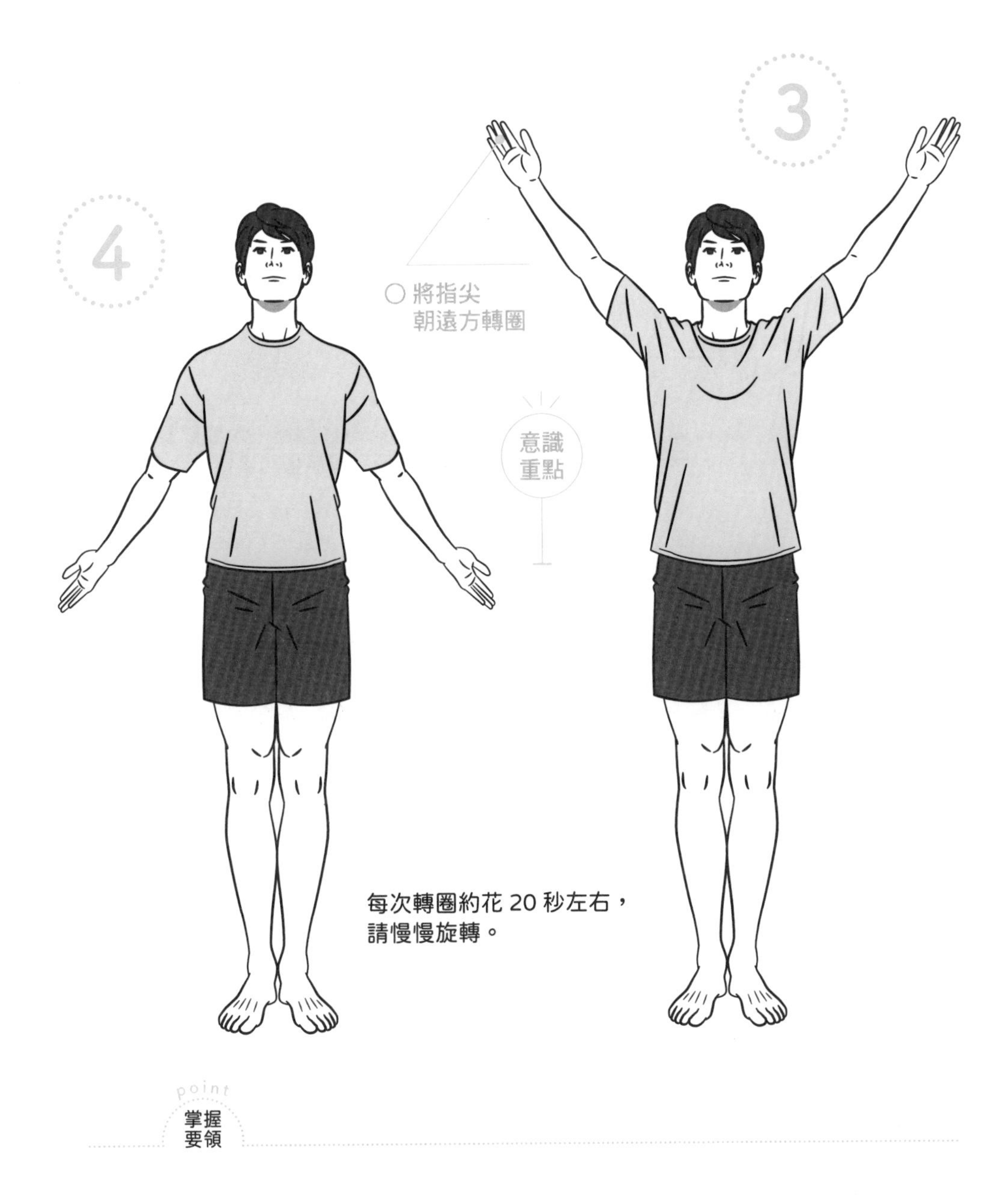

point
掌握要領

以腳趾和整個腳底站起，手臂大大地舒展開來，慢慢旋轉。
挺起胸、自然深呼吸以大腦感受全身，
感受手臂與全身肌肉相連，大腦想像轉圈的畫面。

讓腦袋清醒，改善血液循環

石頭、布手指操

意識重點

○ 專注想著是否有在一根根手指上使力

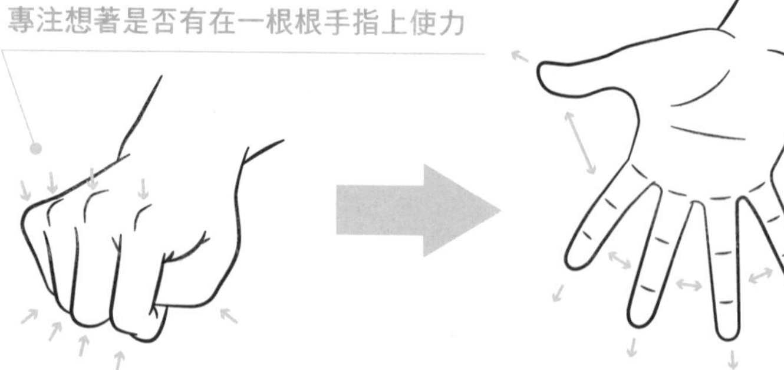

以大拇指為中心握緊拳頭。握拳時讓關節一段段壁壘分明地浮現出來，之後，忽然放開拳頭，讓手指和手指之間分開。

視力清晰

手指五兄弟扭扭操

意識重點

○ 注意力放在張開手的手指上（而非折起來的手）

拇指朝著小指的根部彎折起來，
其他手指仍保持放開且欲伸展的姿勢。

其次，再按照食指、中指……的順序，
逐一朝著拇指的方向彎折各個手指。

point 掌握要領

手指等身體的末端部位有很多條血管流通聚集。手指與大腦廣泛的各分區相互連結。

集中注意力，手指快速變換剪刀和布手勢，
只是折手指，也能讓手指暖和起來，可以感受到血液循環的改善。

預防肩膀酸痛和駝背

頸部伸展操

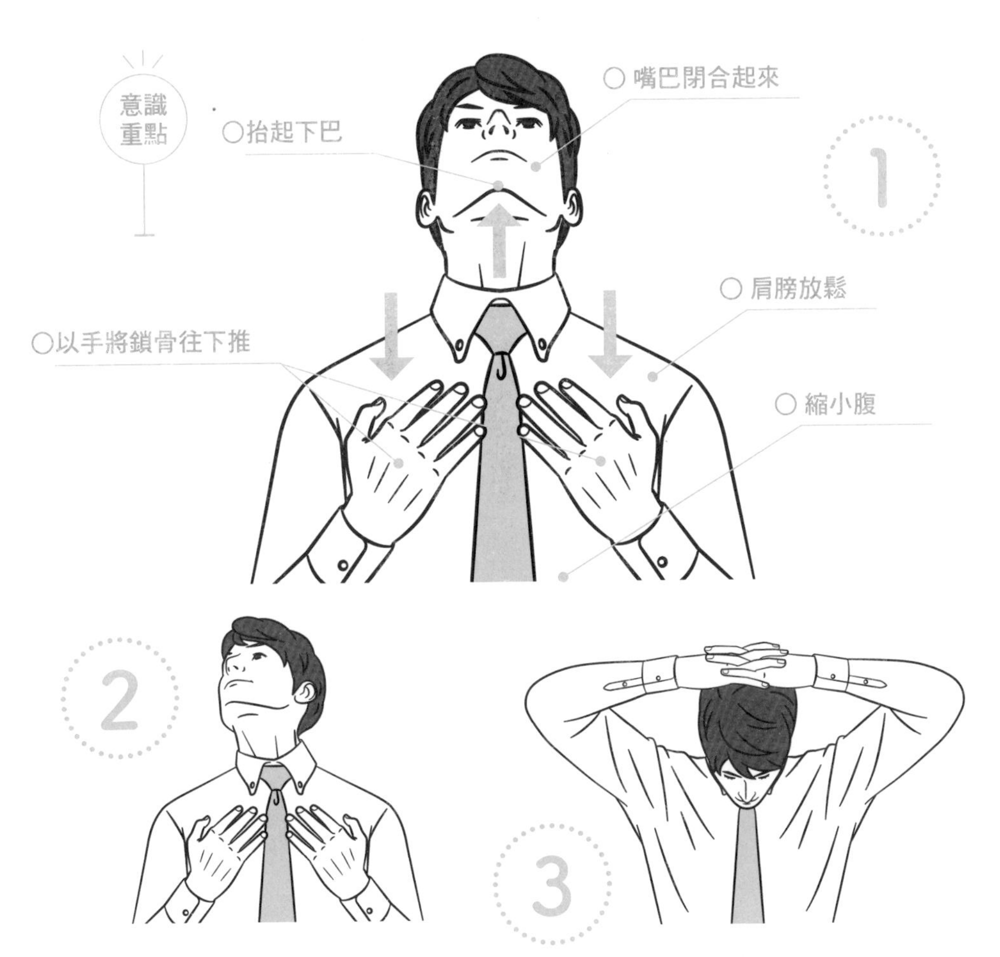

將兩手放在胸上，嘴巴閉起來，下巴往上抬。緩緩地將下巴往右斜上方及左斜上方伸展。在後腦勺雙手交握，下巴朝下，頭部往左右擺動。

point 掌握要領

一邊感受與頸部相連的背部、腹肌、腰部等各部位的肌肉，一邊做體操。
若背部可以確實支撐沉重的頭部，臉就不會往前突出，且不會有駝背，
還可以保持端正的姿勢。

醫師專欄

中高齡者欲積極攝取的營養為何？

對四十歲以上的中年人而言，維持肌肉和賀爾蒙平衡所必要的賀爾蒙為何呢？

構成肌肉的蛋白質當然也很重要。抗老醫學專家之「滿尾診所」滿尾正院長指出：「從防止運動障礙症候群的觀點來看，維持肌肉骨骼不可或缺的是維他命D。還有與鈣質會相互影響的鎂，也有幫助肌肉收縮，擴張血管並降低血壓的作用，是相當重要的營養素，若缺乏的話會造成腳部痙攣。」

此外，日本人男性常缺乏鋅這種礦物質。優質的蛋白質能促進男性賀爾蒙的睪固酮分泌，若再加上鋅的話，能讓分泌效果更顯著。富含鋅的食品有牡犡、豆腐等，應積極攝取這些食物。

還有能增加分泌男性賀爾蒙和女性賀爾蒙的母愛賀爾蒙（催產素）及DHEA的食物也請勿錯過。

滿尾院長說道：「山藥是一種天然薯類，富含DHEA，不只是天然薯類，容易取得的山芋及小芋頭等薯類（塊莖與塊根類），對於欲維持年輕活力的中高齡者相當推薦。」

ADVISER

滿尾正醫師（滿尾診所院長）

北海道大學醫學院畢業後，擔任杏林大學急救醫學教室的講師，從事急救醫療工作。歷經為哈佛大學外科代謝營養研究室研究員、急救振興財團東京研修所主任教授等，其後，開設日本首家抗老醫學專門醫療所「滿尾診所」。

PART

4

肩膀酸痛、眼睛疲勞

長年的肩膀酸痛、眼睛疲勞，真的很難受……

CHECK LIST

最近您有這種經驗嗎？

- ○ 電腦工作的時間過長
- ○ 沒有注意過坐姿
- ○ 眼鏡和隱形眼鏡的度數都不合
- ○ 畏寒
- ○ 長時間維持相同姿勢工作
- ○ 手臂舉起時，肩膀感到疼痛
- ○ 運動量不足

檢查表監修：竹谷內醫院脊骨神經治療師兼骨科醫師竹谷內康修院長

勾選三項以上者，請看下一頁。

身體的煩惱

肩膀酸痛和眼睛疲勞除了按摩以外有別的舒緩方法嗎？

如果請四十歲以上的上班族在問卷中勾選，那麼以下兩項，「長時間在電腦前工作、沒有注意過坐姿」，我想誰都會勾一到二個項目吧！一旦工作告一段落，一定會去按摩，然而，效果是一時的，之後又會恢復原來的狀況……，很多人是否都一直在重覆這樣的生活模式呢？

竹谷內醫院骨科外科醫師竹谷內康修院長從西洋醫學和椎脊指壓治療的兩觀點進行獨家治療，說道：「人們的頭的重量約五到六公斤左右。若在辦公桌上，長時間保持相同姿勢及不良姿勢的話，會造成支撐沉重頭部的頸部、肩膀及肩胛骨周圍肌肉的緊繃和僵硬，因此產生酸痛和疼痛現象。這就是肩膀酸痛的真正原因。」

肩膀酸痛為具有自覺症狀的首位。根據二〇一六年日本國民生活基本調查，這個症狀佔二十到五十九歲的女性的第一名，在三十歲以上的男性佔第二名，竹谷內院長說道：

「女性較多是因為全身肌肉量較男性少，而有畏寒症的女性也較多這點，也許是因為肌肉的緊繃造成血液循環不良。」

形成慢性疾病時，也會影響姿勢

「任誰都會肩膀酸痛吧！」若有這種輕忽的想法是很危險的哦！長年肩膀酸痛的問題可能會造成脊椎硬化，不良姿勢就會定形。竹谷內院長說明：「當脊椎突出或歪斜時。即使想要勉強自己矯正姿勢，反而會導致疲累，造成頸部酸痛、腰痛，甚至有可能罹患近年來患者有增多趨勢的脊椎管狹窄症，會有腳部麻痺或疼痛的症狀出現。」

當姿勢不良，身體容易向前傾，呼吸也會很淺。如此一來，橫隔膜的運作也變差，氧氣無法完全輸送至身體各部位，反而會造成肌肉緊繃和血液循環不良等惡性循環的風險。

隨著年齡增長，不單單只是肩膀酸痛的問題，煩惱於五十肩的人越來越多，也就是抬起肩膀時會感到疼痛的症狀。竹內院長說道：「肩膀關節萎縮，動作變得更緩慢，在轉動關節時，感到關節被拉扯的疼痛感就是五十肩症狀。與其說這是姿勢不良造成的，不如說主要是因為老化引起的。尤其是四十歲以上到五十幾歲的人們，如名稱般，在五十幾歲的人們身上特別容易看到。」其中，也有人感到劇烈疼痛，多半在半年到二年左右的時間能緩解是一大特點。

眼睛的疲勞就是大腦的疲勞

不只是長時間電腦作業，若長時間使用手機的人們，不光是肩膀，眼睛也會感到疲累。竹谷內院長說道：「眼睛的疲累是因為長時間一直看一樣的東西，也有可能造成大腦使用過度，而使大腦處於疲勞狀態。眼睛周圍有很多條神經和肌肉聚集，在現代社會中，若經常處於持續過度緊張的生活，交感神經會處於亢奮狀態，當然對眼睛也會造成負面影響。」

而電腦螢幕和手機畫面所放射出的藍光，也會對眼睛造成不好的壓力。根據醫師們參與探討藍光對健康影響的藍光研討會中指出，藍光具有波長過短，容易散

數位裝置使用時間漸增
（東京地區每日／週平均／分鐘）

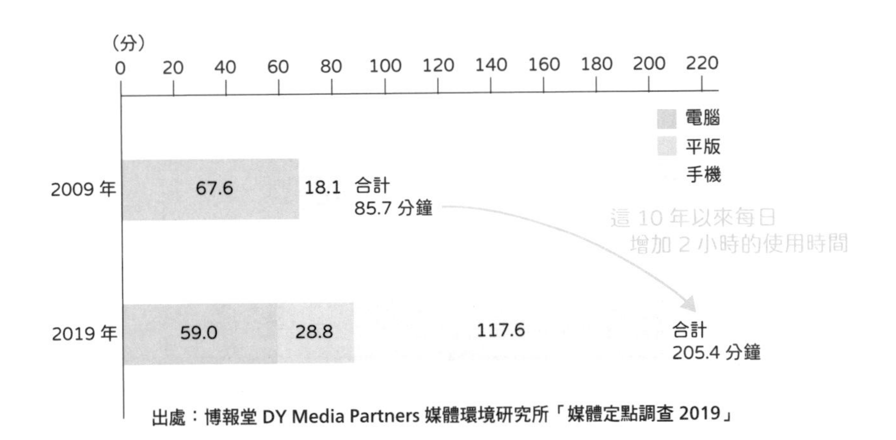

出處：博報堂 DY Media Partners 媒體環境研究所「媒體定點調查 2019」

亂的特性。因此，感到眼花撩亂及螢幕閃爍時，大腦為了要對焦特別吃力，而藍光也比其他光線的能量更強，容易造成過度使用眼睛肌肉狀況。

雖然如此，在現代社會中，要放棄電腦工作或遠離手機很困難吧！事實上，在這十年來，人們與電腦、平版、手機等數位裝置接觸的時間，平均每日使用時間也增加二小時。（參照上頁圖）。對於曝露於這樣嚴刻環境的上班族而言，需要什麼對策來應變呢？菊池女士說：「肩膀酸痛和眼睛的疲勞事實上不只是肩膀和眼睛的問題。」，讓我們趕緊來看看！

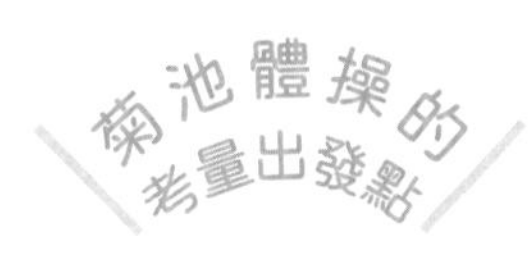

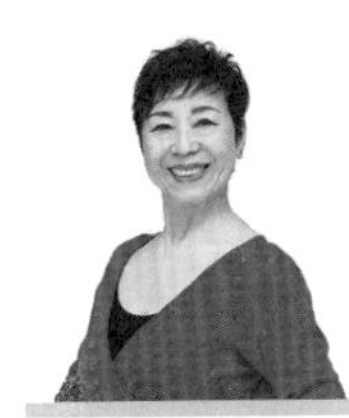

強化下半身肌肉，呼吸肌肉不衰弱
↓改善血液循環，避免酸痛

我想肩膀酸痛和腰痛一樣，很多人都有這種煩惱，而一旦步入中年，會認為肩膀和腰部的疼痛理所當然，感覺很少人會為此特別準備應對方法。若持續做過度使用眼睛工作，如盯著電腦畫面、看太小的文字等，任誰都會感到肩膀難受或酸痛。

這時，要用什麼方式為應變就很重要。肩膀酸痛的主因是血液循環變差，血流不順。血液流通全身，當然光是按摩肩膀是無法解決問題的，血液是從全身的骨頭——骨髓製造出來的，若骨頭衰弱，製造新的血液的力量也會變弱，血液流通不順暢。另外，活用骨頭，造血時也會刺激肌肉運動。也就是說，靠自己動一動肌肉，就能改善全身血液循環，也是能消解肩膀酸痛的捷徑。

尤其是長時間用同樣的姿勢在辦公室工作時，動的只有用滑鼠的手指。像這樣的人們在手臂、腳部及手指及腳趾末稍都會有血液循環不良的情況發生。因此，讓我們強化由大腿等大肌肉構成的下半身肌肉，讓有多條毛細血管的手腳趾尖的血液循環變好，藉以建構血液循環良好的強健身體。

預防掌管呼吸的肌肉衰弱

大腦和內臟為了一直輸送新鮮的血液，呼吸當然是很重要的。雖然我們平日完全沒察覺自己在呼吸，但您瞭解呼吸的構造嗎？掌管呼吸的當然是肺部，但光是靠肺部無法自行運作，而是藉由連結肺部下方的橫隔膜和肋骨的肋間肌等呼吸肌肉的收縮，讓分布於胸部的骨頭所在的胸腔跟著連動，肺部就能夠進行呼吸。因此，為避免呼吸變淺，前屈姿勢當然要避免，且幫助我們呼吸的上半身肌肉，即呼吸肌肉不能衰弱也是很重要的。

事實上，只要「好好動一動手臂和手指」就是關鍵所在，很驚訝吧！上臂自腋下與掌管呼吸的上半身肌肉相連。而在女性之中，容易囤積脂肪，稱為「蝴蝶袖」的上臂，直直往前延伸下去與小指相連。小指也是我們在日常生活中容易忽略的部位。受到科技的影響，越來越多家電按一按就能開啟，與從前相比起來，家事等日常瑣事需要使用小指的機會也減少了。要記得上臂有蝴蝶袖的人們，呼吸會變淺，會導致輸送至大腦和內臟的氧氣有輸送困難的可能。

眼睛的疲勞由口部解決

因電腦工作過度使用眼睛時，眼睛感到疲勞是理所當然的。這時，推薦您能張大嘴巴。臉上其實有很多條肌肉，若能刺激到那些肌肉，也能促進血液循環，使眼睛血液循環變好，使疲勞能得到舒解。覺得肩膀酸痛時，事實上有人是因為下巴酸痛，於是對肩膀造成影響，張大嘴巴也能預防因過度閉緊嘴唇等引起的顳顎關節症候群。

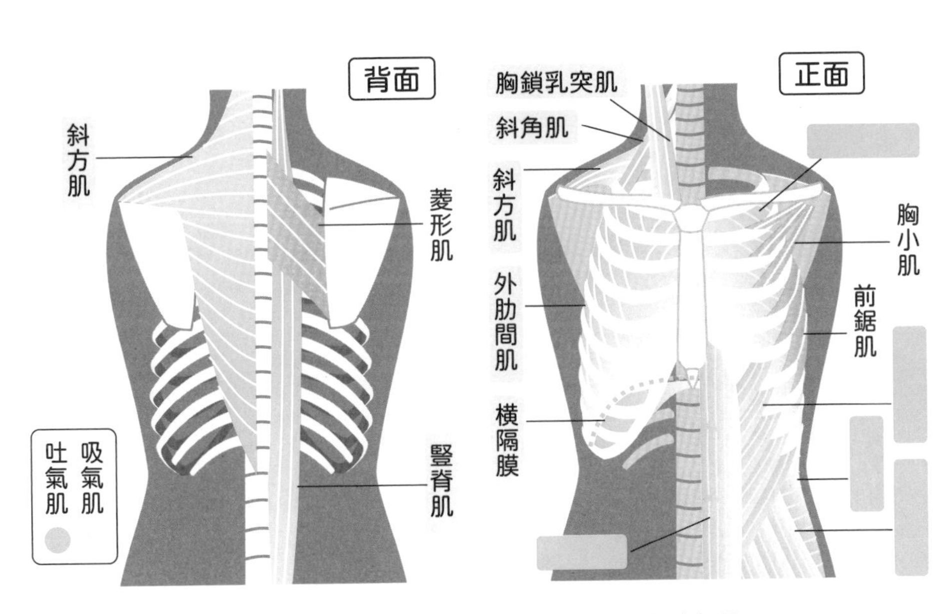

在吸氣時使用的是吸氣肌，吐氣時使用的是吐氣肌，
這些呼吸肌肉會因為姿勢不良、年齡增長而變得僵硬。

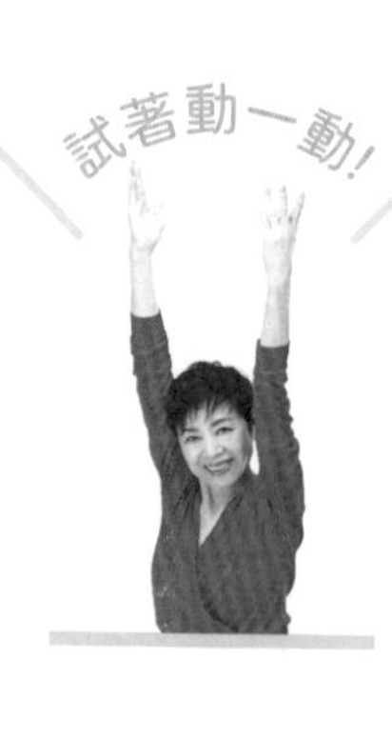

挺胸，放鬆肩胛骨，往前屈自手指、手心等四肢末稍部位改善血液循環

首先，為了改善全身血液循環，向您介紹一個運用上半身大肌肉的方法。

請看 P90 的「後背拉手往前屈操」。將兩腳打開與肩膀同寬，一口氣縮緊肩胛骨後，挺起胸，在後背交握雙手。這動作對於駝背者和背部脂肪過多者也許有點難做到。若能用力挺起身體正面和胸部，以雙手交握的姿勢，睜大眼睛，頭往前俯，進行前屈動作。持續做下去，胸腔會變得開闊，不只呼吸變順暢，膝蓋的內側能好好伸展，姿勢也能變端正。

接著進行刺激四肢末稍部位如手指的動作，請見 P91 的「手指和手掌展開操」，請起身以單手靠在桌上，另一手按壓著這隻手的手背和手指。這是我個人只要有空時就常會做的一個動作，已經變成每天的習慣，覺得冷的時候，這樣揉一揉手部就會恢復血色，除了手之外，在手肘周圍也能這樣摩擦手臂，肩膀就能感到放鬆，也能緩解五十肩的症狀。

若要有意識地使用平常不怎麼活動到的小指的話，請看 P92 的「小指併攏操」。將手臂直直往前伸，將手心朝上，併攏小指，將兩手扭轉至內側，再將小指併攏。一邊將注意力集中於小指上，一邊好好併攏是關鍵。好好用大腦感受小指、手臂以及肩膀的肌肉一起動的感覺。

還有另一個是當用眼過度時所建議的運動，請看 P93 的「下巴擴張操」。將嘴巴張得很大，手指放入，這是有點特別的動作。此時，臉部肌肉會受到刺激，讓眼睛血液循環變好，可以幫助視線變清晰。眼球也會慢慢轉動，使眼睛周圍的肌肉感到放鬆舒適，對於下巴肌肉的酸痛也有緩解效果。

不過，請勿過於勉強自己讓嘴巴張得太開。若增加好幾隻手指放入嘴巴時，會導致下巴的關節疼痛，這就是本末倒置了。請務必多加注意。

鍛鍊上半身和背部肌肉

後背拉手前屈操

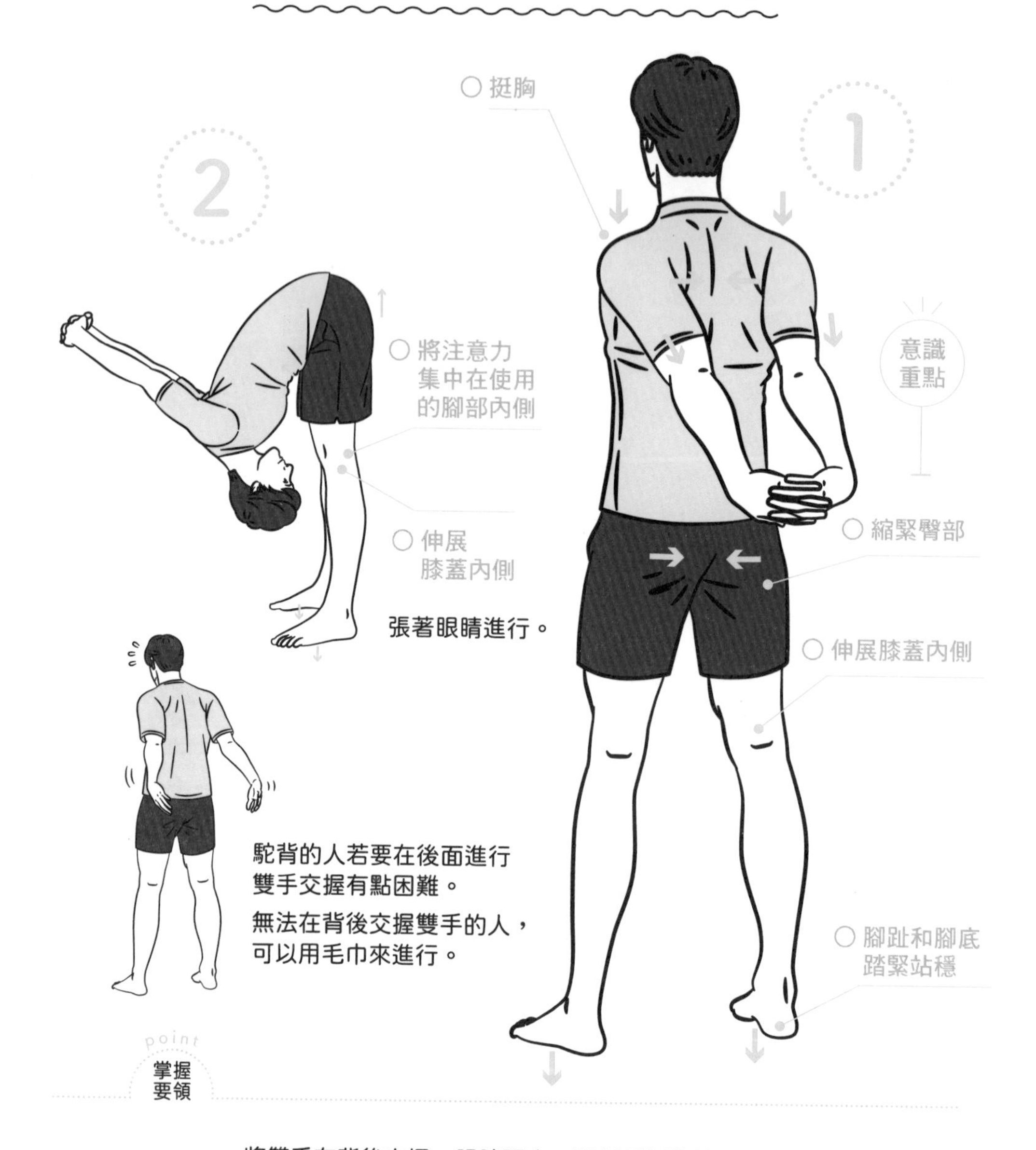

point 掌握要領

將雙手在背後交握，眼睛張大，頭部緩緩往前傾。
一開始在肩膀周圍，只能緩慢移動的人也能持續做下去，
在不知不覺中能鍛鍊背部、胸部的肌肉，
讓呼吸順暢，姿勢也變端正。

從四肢末稍部位改善血液循環

手指和手掌展開操

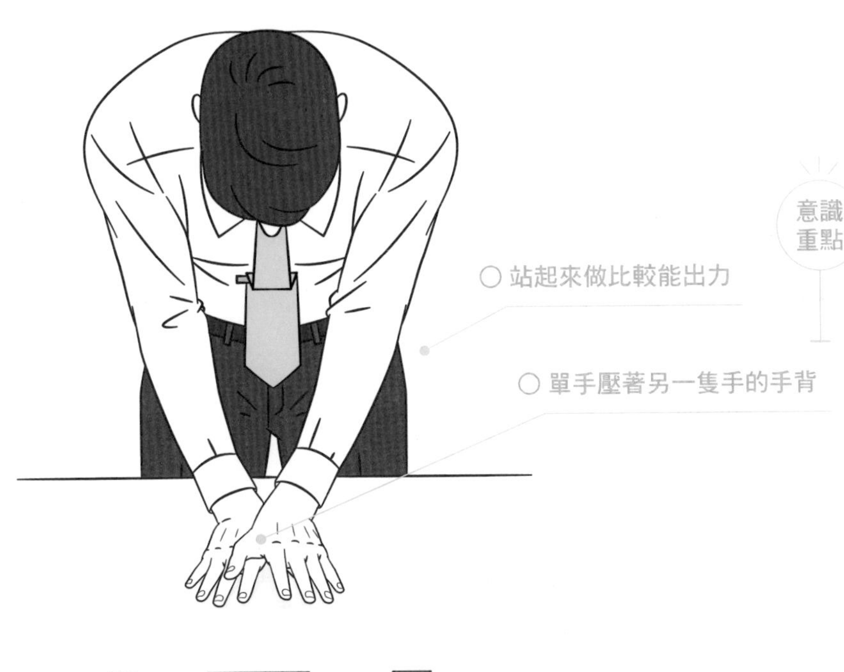

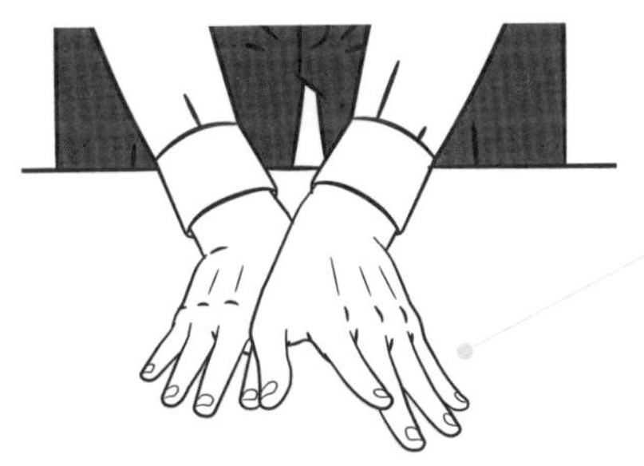

point
掌握要領

手為全身上下當中有多條毛細血管流通的部位。
若能適當給予刺激，可以促進全身血液循環。
只要按壓手腕、手肘、上臂周圍的話，能使肩膀更得以放鬆。

從小指軟化肩關節

小指併攏操

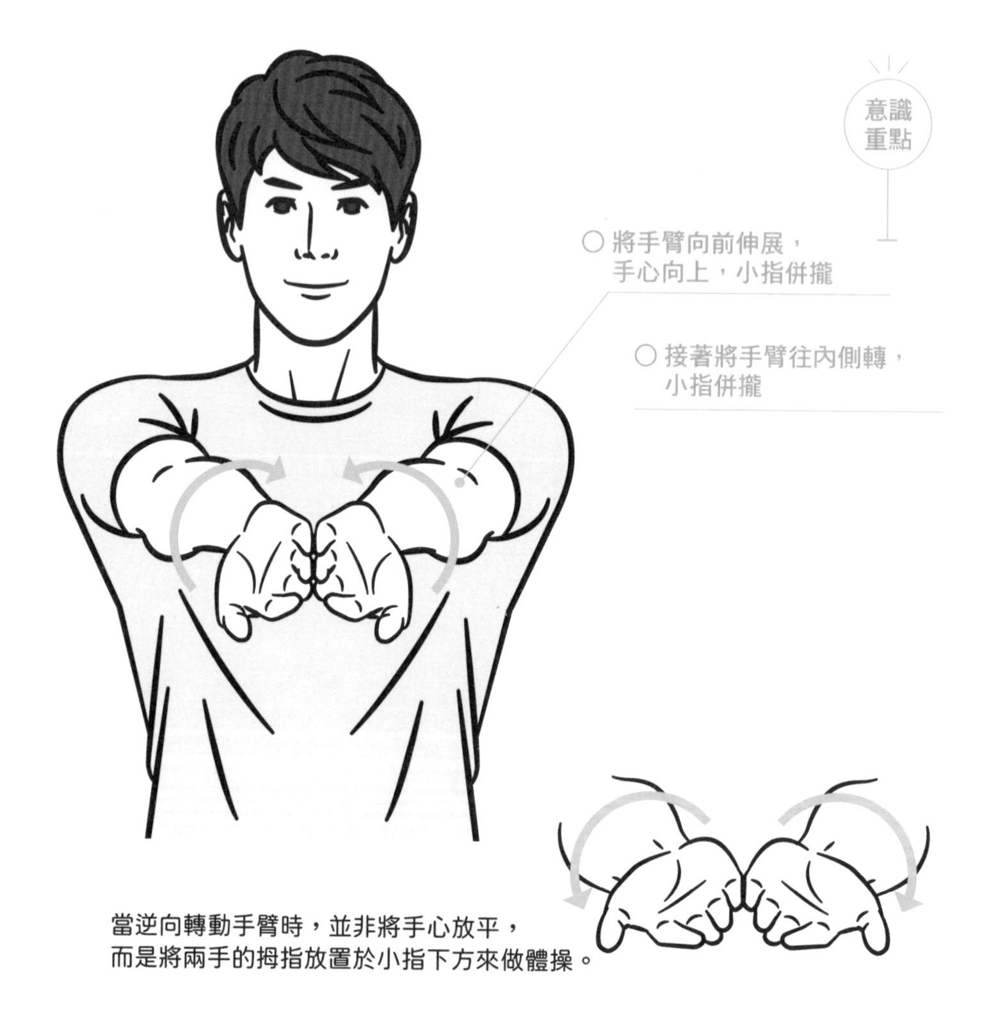

當逆向轉動手臂時，並非將手心放平，
而是將兩手的拇指放置於小指下方來做體操。

point
掌握要領

一邊專注於將兩手小指靠攏，一邊好好扭轉動一動手臂。

請慢慢進行，一邊運用大腦做體操，
每進行 10 次，肩關節的轉動就會變得很順利，
不只能消除肩膀酸痛，也有消解畏寒的效果。

眼睛疲勞、大腦清醒、視力清晰

下巴擴張操

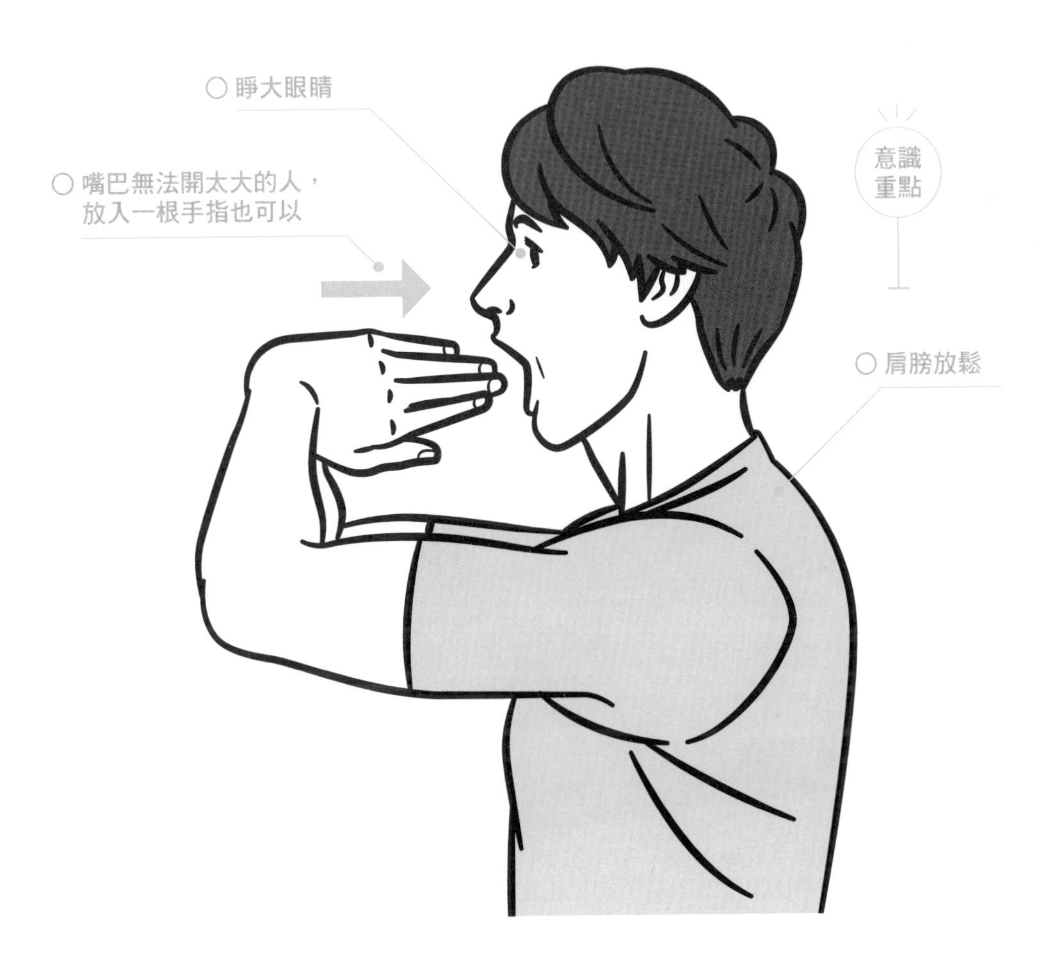

point
掌握要領

嘴巴張得很大，併攏的兩手指尖放入嘴中。約二指左右即可。
一次約 10 秒鐘左右，約反覆進行三次。
請注意勿將嘴巴開太大，以免造成顎關節疼痛。

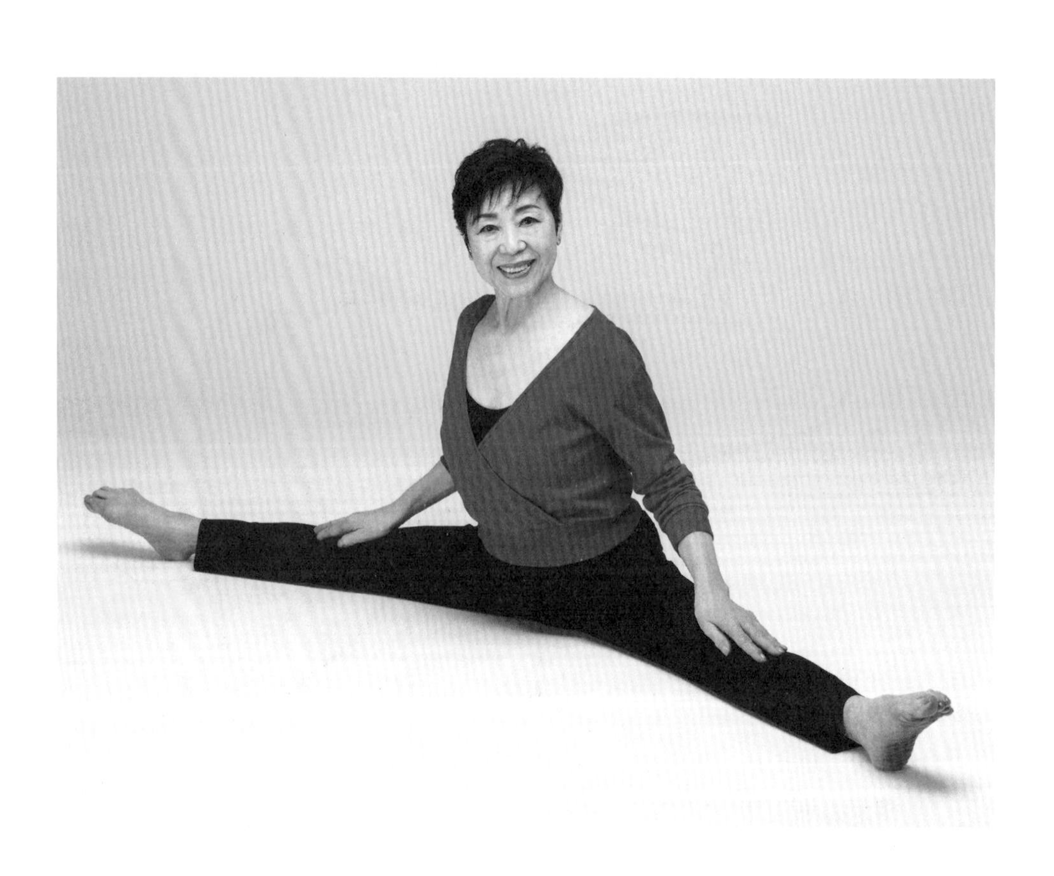

自己的身體只有自己瞭解。
無法託付給醫師和教練。

菊池語錄

醫師專欄

長時間使用手機，造成手部麻痺，小心罹患簡訊頸

隨著手機的使用時間持續增加，近年來頸部不適的人們不斷增加。竹谷內康修院長指出：「這種症狀又稱作簡訊頸（Text Neck），因為人們長時間看手機，使用電腦作業，持續不良姿勢，腰部和背部拱起，也就是所謂的駝背，為了取得平衡，頸部自然會往前傾。」

位於脊椎最上方的頸椎，原本是朝向前圈出一個平緩的橢圓形，頸部往前傾，會造成頸椎僵直變成「簡訊頸」，因為頭部的重量無法分散。竹谷內院長說道：「如此一來，對於頸部的負擔更加沉重，頸椎提早老化，造成連結椎骨的關節變形，椎骨與椎骨之間的椎間盤會變薄，頸部的椎管神經受到壓迫，可能會罹患頸椎病變，這時就會造成手部麻痺的狀況。」

「受到壓迫的部分，如果是從大腦相連到中樞神經的情況，稱為『脊髓型頸椎病變』，若由脊髓分枝出來的神經根時，稱為『神經根型頸椎病變』。特別是壓迫到中樞神經的『脊

髓型頸椎病變』相當嚴重。手腳會開始麻痺，症狀持續惡化，拿不好筷子、扣不好鈕扣，也會有頻尿及殘尿感等症狀。」

竹谷內院長建議：「為了預防罹患這麼嚴重的病，在職場上要時常留意保持稍微將下巴縮起來的姿勢，伸展頸部周圍，保持肌肉柔軟，隨時注意照顧自己的頸部是很重要的。」

ADVISER

竹谷內康修醫師（竹谷內醫院院長）

東京慈惠會醫科大學畢業，進入福島縣立醫科大學骨科服務。之後前往美國國際健康科學大學留學，學習脊骨神經醫學，以第一名的成績畢業。二〇〇七年在東京車站附近開設椎脊指壓治療診所。

PART

5

睡眠障礙

難以入睡，就算睡著也無法消除疲勞

CHECK LIST

最近您有這種經驗嗎？

○ 比以前更難入睡

○ 即使入睡，到早上為止也會醒來好幾次

○ 一大早就醒了，之後難以入睡

○ 有睡著，但沒有熟睡

○ 有失眠傾向，注意力和集中力低下

○ 因為睡不好，容易感到疲勞

檢查表監修：工藤千秋腦神經外科診所工藤千秋院長

勾選三項以上者，請看下一頁。

身體的煩惱

失眠症狀會對工作造成影響嗎？

檢查表的結果如何呢？「睡眠不足或睡眠品質稍微不佳，會造成什麼問題嗎？」也許有這樣想的上班族。然而，事實上，日本人在全世界排行中，睡眠時間是最短的，根據經濟合作暨發展組織（OECD）於二〇一四年的報告指出，日本人的平均睡眠時間為七小時又三十六分鐘，二〇一八年的報告中，縮短成七小時又二十二分鐘，而OECD會員國當中，日本超越原本睡眠時間最短的韓國成了第一名，現在為睡眠時間最少的國家。

讓我們來看看日本國民健康和營養調查的變化，每日的平均睡眠時間未滿六小時的比例年年增加。平均睡眠時間未滿六小時者，男性佔36%，女性佔42%。而男女共同未滿六小時最多的年齡層為四十到四十九歲者，男性佔49%，女性佔52%。（二〇一七年）也許受此影響，回答「最近這一個月，即使睡眠也無法取得充分的休息」的人，佔比超過二成，而且有增加傾向。

壓力和身心疾病造成失眠

睡眠障礙大致可分成四種類型，第一為難以入睡的「睡眠障礙」，第二為睡到一半醒的「中途醒來」，第三為很早就醒來的「清早醒來」，第四為即使睡著，也沒有感到有休息的「熟睡障礙」。若有此問題持續一個月以上，且白天有倦怠感、提不起勁、注意力和食欲低落等引起的狀態為失眠症。若沒有為白日的生活帶來不便感，則不會診斷為失眠症。

歸根究底，失眠究竟是什麼原因造成的呢。讓我們列舉主要原因。首先，可能是壓力、緊張等因素，會防礙安穩的睡眠。還有各種身體的疾病可能會導致失眠，例如，高血壓、心臟病、呼吸道疾病、腎臟病、前列腺肥大、糖尿病、類風溼性關節炎、過敏、腦出血、腦中風等。還有睡眠時，每次發生十秒以上呼吸異常的睡眠呼吸中止症等，也會造成失眠。另外精神疾病，如憂鬱症等也會引起失眠。

除了疾病本身會成為失眠的原因以外，服用治療藥，如降血壓藥、抗甲狀腺藥物、抗癌劑等，都有可能會造成失眠。此外，若平日喝過多咖啡、綠茶，其中含有的咖啡因及香菸中含有的尼古丁等都有使大腦清醒的作用，另外還有輪班工作或時差造成生理時鐘紊亂，以及居家和寢室的環境，如噪音、亮度和溫度等因素，也是會造成失眠的原因。

大腦的損傷對工作績效也會造成負面影響

然而，睡眠原本的功能就是讓感到疲累的身體得以休息，促進脂質代謝，強化免疫系統，讓大腦休息，扮演很重要的角色。因此，經研究證實，睡眠不足或失眠情況持續下去的話，免疫力就會下降，而罹患肥胖、高血壓、糖尿病等文明病及癌症的風險就會提升，且罹患精神疾病如憂鬱症及失智症等風險也會提高。以大腦的損傷這一點來說，對工作績效的影響當然很大。對此，腦神經學專家兼工藤千秋腦神經外科診所的工藤千秋院長指出：「根據多項研究表明，睡眠不足的情況若持續下去，大腦的前額葉皮質會有損傷。前額葉皮質掌管對於工作的必要決策力、冷靜的判斷及協調性等作用，對於還在工作的人就會直接關係到工作績效。」考量到文明病及對工作的影響，若有稍微失眠的情況時該怎麼辦呢？能置之不理嗎？

老化也造成褪黑激素分泌減少

還有，原本由於年紀漸長，會使能促進睡眠的賀爾蒙和褪黑激素分泌漸漸減少。工藤院長指出：「一旦褪黑激素分泌減少，對壓力反而倍增的中高齡者來說，正是應定時起床，攝取營養豐盛的早餐，調整生活習慣很重要的年齡層。還有養成適度動一動身體的習慣，使大腦可以察覺到身體的疲勞，更容易轉換身體至休息的狀態。」

我想很多上班族都在睡前滑手機、看電腦，這也是NG的行為。對此，工藤院長評論：「藍光的刺激會抑制褪黑激素的分泌，且使交感神經亢奮，變得難以入睡。所以，睡前二小時請遠離手機和電腦吧！」

如檢查表所示，中高年齡層者常見的對於睡眠的煩惱，是否可以藉由體操來改善呢？讓我們來看看專家怎麼說吧！

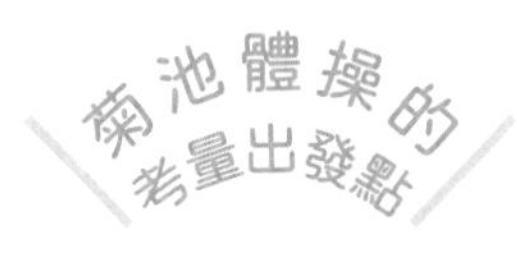

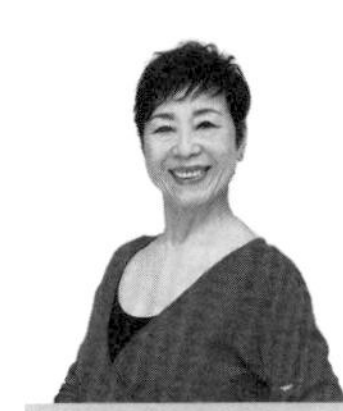

養成可以睡得著的身體 ↓ 消解肌肉不完全燃燒狀態，進入熟睡

您有「已經邁入中高齡了，睡眠變淺，不容易入睡也是自然的吧。」這樣的想法嗎？不過，我個人還是不想放棄可以好好入睡的機會。

如您所知，睡眠能幫助大家修復、再生肌肉和全身細胞，讓在白天工作大量運動的大腦及內臟等好好休養，扮演著重要的角色。因此，為了能夠進入熟睡，有必要養成可以睡著的身體。

也許有人會問「養成可以睡得著的身體」是什麼意思呢？

關於現代人的生活，如煮飯、洗衣等家事，以及使用電梯或手扶梯等運輸工具，由於過於便利，在日常生活中使用身體的機會也減少。也就是說，沒有運用全身上下各個部位的人很多。現代人無法用到全身肌肉，故身體經常處於不完全燃燒的狀態。

肌肉適度動一動時，能讓交感神經佔優勢，並調整讓身體休息的副交感神經的節奏。若一直持續著不怎麼活動身體的生活，會使副交感神經節奏被打亂，於是會變成「不怎麼需要充分睡眠的身體」。

當感到疲累時，動一動身體吧！

睡眠品質不佳時，當然無法好好休息。因此，有不少人會感到最近「就算睡覺也無法完全消除疲勞感」。菊池體操想要傳達的就是，身體仍感到疲勞未消解的當日，正是「要確實慢慢地做體操」的時候。一開始，學員都感到半信半疑，覺得「都已經很累了還要做體操？」但實際上，正視自己的身體，開始動一動時，會發現「血液循環變好，全身放鬆」、「不如說這樣做消除了疲累感，似乎能好好的睡一覺了」。一位三十年來都在下班後的晚上來我們課程的學員，曾在致謝詞中說：「多虧這個體操讓我緩解因為工作而造成的疲勞，托它的福，我可以很有活力地工作到退休為止了。」

還有，也有人早上剛起床時，頭腦還很不清醒，難以啟動大腦的引擎。在睡眠中，雖然得到充分的休息，但身體長時間沒有動，當然血液和淋巴的流通也不順暢。這時可以動一動腳趾、腳踝、手指等四肢末端，讓身體逐漸甦醒也是很重要的。

近年來，因為憂鬱症或心理疾病造成失眠的案例似乎不在少數。在菊池教室中，事實上有不少位克服憂鬱症的學員。在中高齡者當中，不只是工作，還必須面對各種各樣的事情，如年事漸高的雙親、孩子的問題、伴侶的工作、自己的疾病等等，不少人因為事情過多無法負荷，內心也備感疲憊。在朋友的介紹下，來到我們教室學習菊池體操，不與其他人比較，不需做得很順手，不用太過努力，總之先讓他們能認同，然後逐漸感受到身體的變化，很多學員的心理層面開始變得積極樂觀。光是動一動身體，也能一步步地感受到確實的效果。能察覺到「自己讓自己的身體變好」。正是因為如此，能讓自己變得有自信，感到開心。然後自覺到「我除了這個身體以外沒有其他生存工具了」，在心中萌起重新重視自己的想法。如此一來，只需要每日自然地擺動身體，好好視察自己的身體。今天壓力好大，來動一動放鬆一下吧。養成在日常生活中時不時照顧身體的習慣。

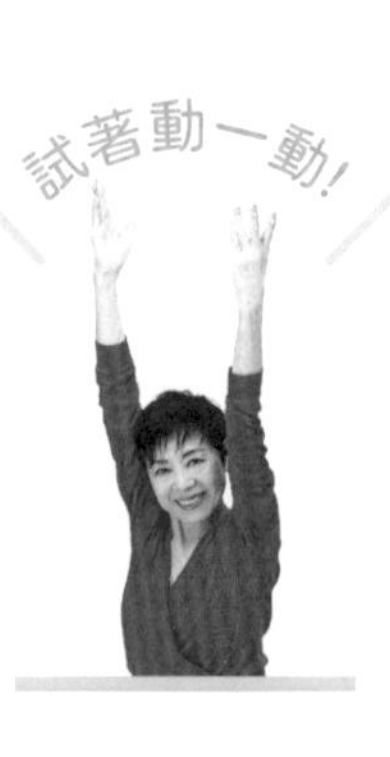

感受全身，進行大幅度伸展，抬起骨盆，讓脊椎恢復原狀

今天我們來推薦各位一套當你怎麼都無法入睡時可以做的體操。請躺下，讓手和腳一口氣伸展開來，伸直後，再一口氣放鬆下來，也就是「背部伸展操」（請見P107）。可以感受全身如深層肌群、骨頭、肉臟等各部位。重點在於在大腦中意識身體的每個細部，一邊感受全身一邊伸展。將注意力集中於一根根的手和腳趾後再放空自己，一口氣放鬆全身。一天下來，面臨多種工作壓力後進行這項體操，能消解身體的僵硬感，撫平煩悶感，舒緩緊張的心情。當感到「啊，今天好辛苦啊！」的時候，請在晚上養成做這個體操的習慣。仰躺後，兩腳立起，抬起骨盆，「躺下骨盆高舉操」（見P109），會運用到背肌，能矯正駝背的習慣。因為可以刺激直接與大腦相連的脊椎，有望能調節自律神經。

消解身體僵硬和心情的浮躁

背部伸展操

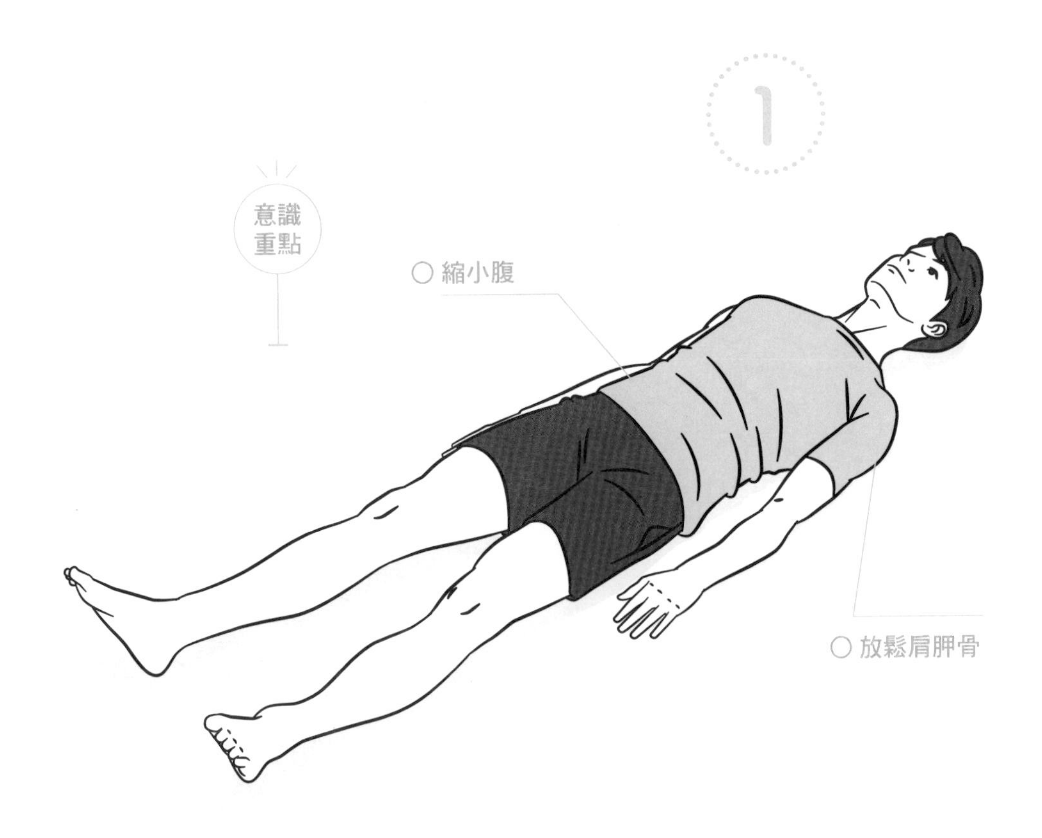

point
掌握
要領

將注意力集中於手指和腳趾，雙眼大大睜開，準備伸展。
一氣呵成伸展手和腳後，放空自己，再一口氣完全放鬆身體。
反覆進行 3~4 回合。

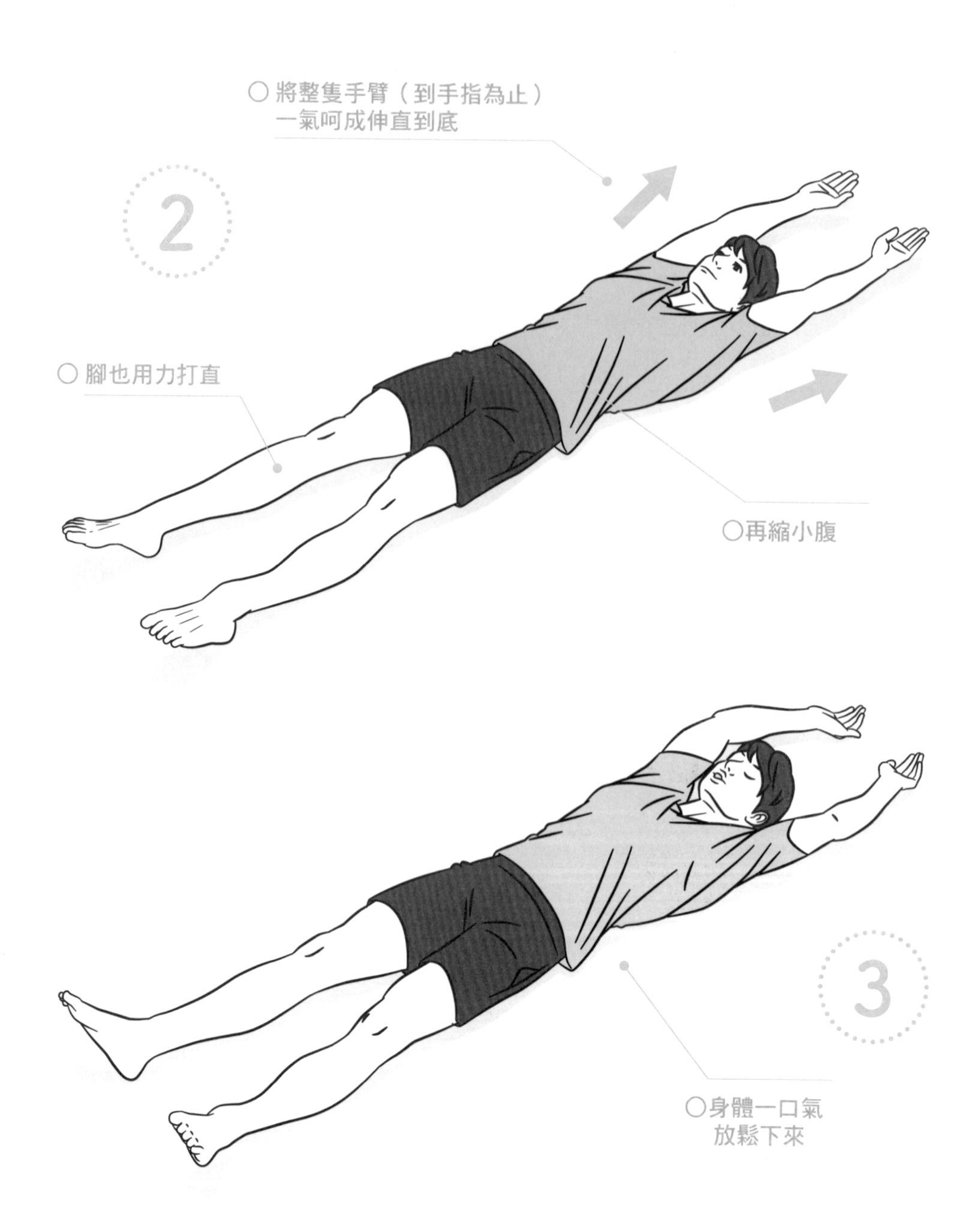
2
○ 將整隻手臂（到手指為止）
一氣呵成伸直到底
○ 腳也用力打直
○再縮小腹
3
○身體一口氣
放鬆下來

鍛鍊柔軟的脊椎，讓疲勞恢復

躺下骨盆高舉操

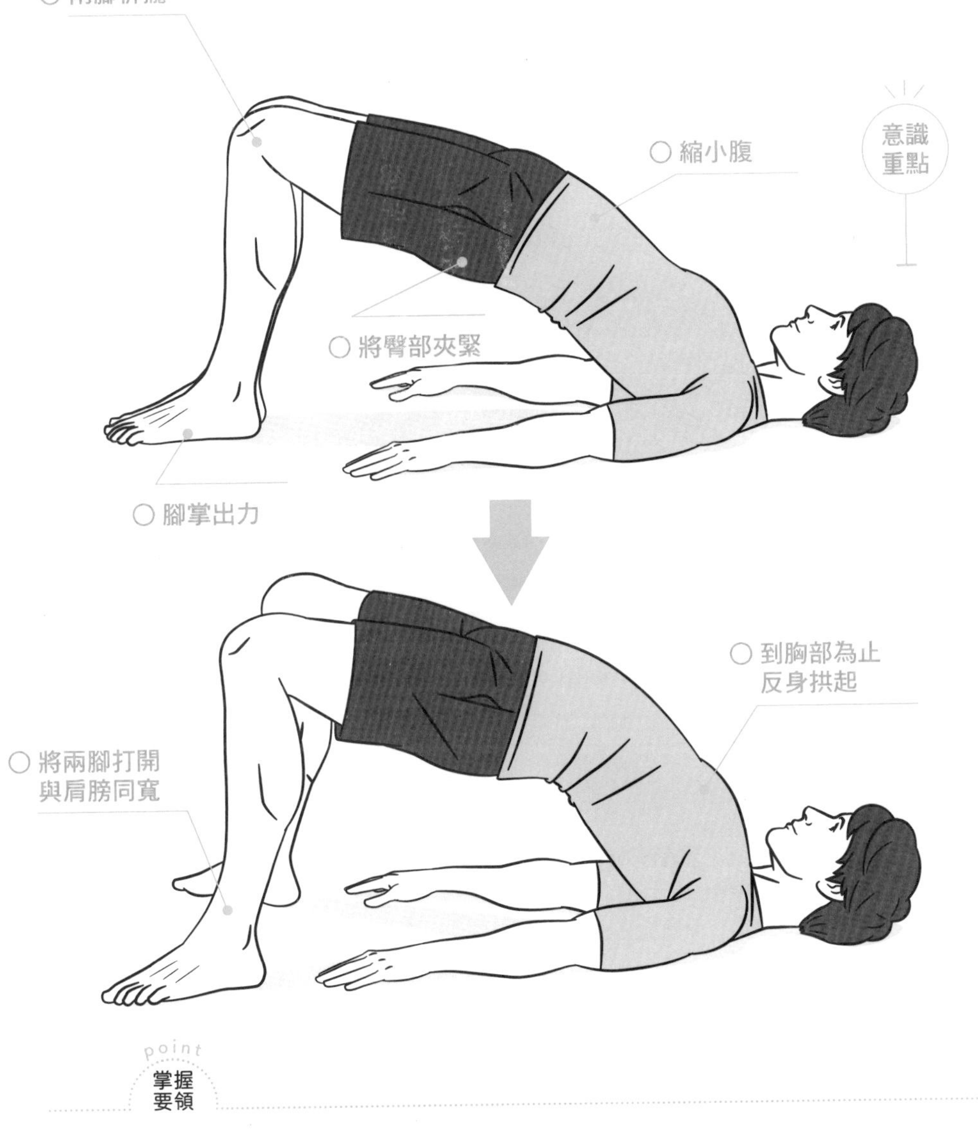

point
掌握要領

一開始將兩腳併攏，從膝蓋到肩膀形成一直線，抬起骨盆。

接下來，進行二個步驟，先將兩腳打開與肩膀同寬，再將身體反身拱起至胸部為止。

使用全身肌肉，刺激與腦部相連的脊椎，能調整姿勢恢復至原有狀態。

下半身有效恢復疲勞

躺下腳踝轉轉操

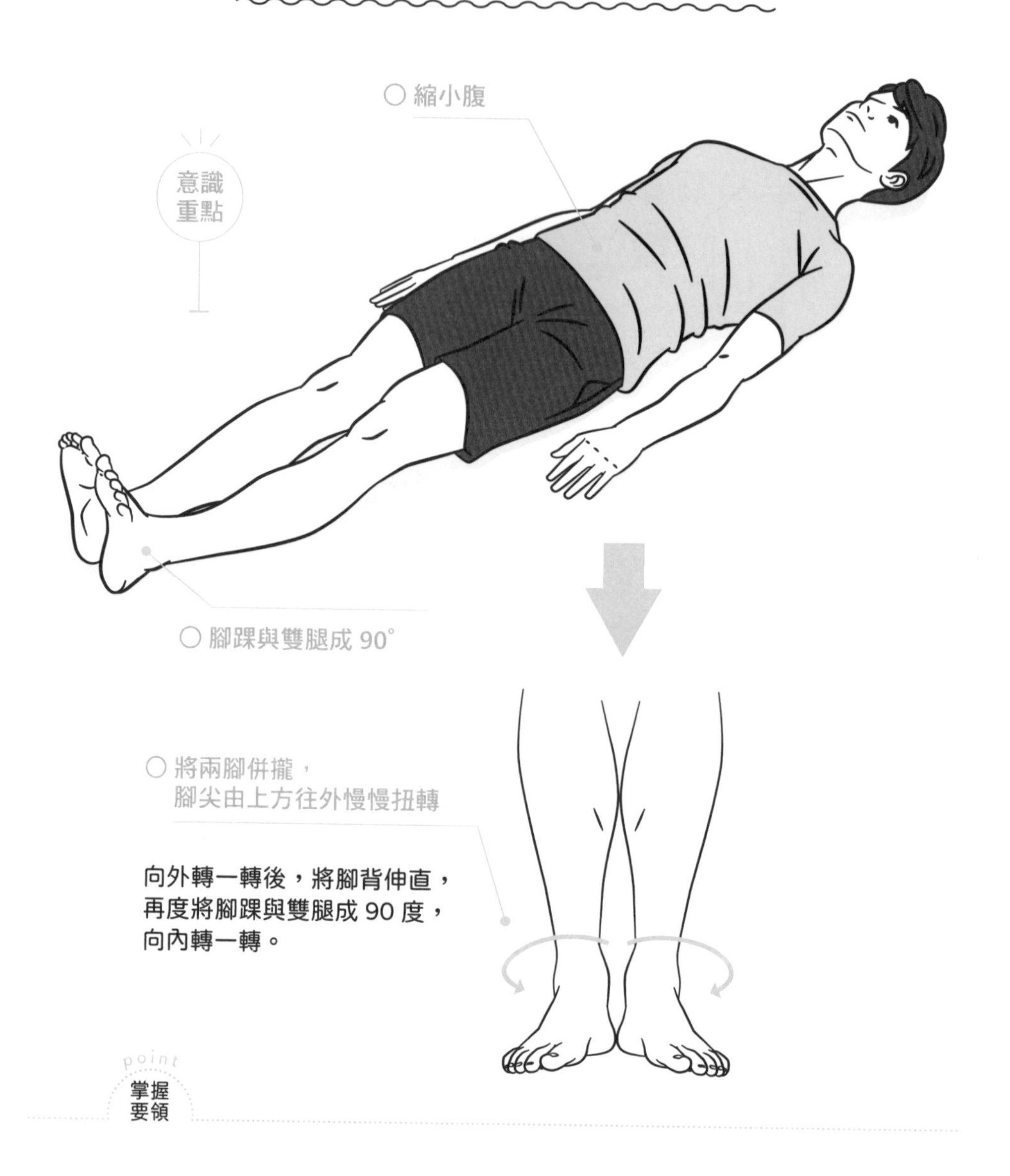

point 掌握要領

躺下來轉動腳踝，依腳的方向，
有可能連動到小腿、大腿、髖關節、臀部、腰部、脊椎。
一邊感覺身體的連結，此動作能改善下半身疲勞。

若能靠自己讓身體變好的話，
會變得自信滿滿，
大腦也會變得樂觀積極。

菊池語錄

PART 6 腰痛

難受的腰痛，已經開始放棄治療了……

CHECK LIST

最近您有這種經驗嗎？

○ 經常開車
○ 常以彎腰姿勢進行掃除等作業
○ 身體歪斜
○ 常穿高跟鞋和厚底靴
○ 坐椅子時常翹腳
○ 運動不足
○ 臀部和腳部疼痛、發麻

檢查表監修：竹谷內醫院脊骨神經治療師兼骨科醫師竹谷內康修院長

勾選三項以上者，請看下一頁。

身體的煩惱

長年的腰痛真的可以自行治癒嗎？

包包總是掛在左肩或右肩、時常翹腳、開車時間長……。除了這些習慣及長年生活作息以外，竹谷內醫院腰痛專家兼脊骨神經治療師兼骨科醫師的竹谷內康修院長說道：「常見到患者因長時間久坐等原因導致腰痛，但事實上，從醫學角度來看，有85％的腰痛無法找出特定原因。」

此外，還有另一個受到關注的腰痛原因，就是各式各樣的壓力來源。除了職場上的人際關係所帶來的精神壓力之外，常加班也會對身體形成壓力。還有化學物質、噪音及氣味等環境的壓力也不容小覷。竹內谷院長說道：「例如，很多人搭車出差，有個案因為車廂意外晃動造成身體負擔而形成壓力；或是在意鄰座的人的聲音和動作、香水及體臭，而形成一種壓力。」

當前，壓力與腰痛有關的機制尚未釐清，竹谷內院長評論道：「可能是因為對自律神經造成負面影響，造成肌肉緊繃，導致引起腰痛。」令人遺憾的是，勤奮工作的上班族中，也看過有個案未留意到是因壓力引起的腰痛，持續輪班制的工作或長時間工作，進而使腰痛更加惡化的例子。因此，首先，在自己會對什麼事情感到壓力這件事上重新檢視，瞭解壓力形成的原因也很重要。

實際上，就腰痛的治療來說，對於依替唑侖（DEPAS；Etizolam）這類抗焦慮劑，有的保險可以給付。壓力造成的腰痛，以藥物止痛是沒有效果的，倒不如減輕精神的不安，使肌肉的緊繃和疼痛得以緩解。也就是說，精神狀態與肌肉和身體都是相連的。

對腰椎管狹窄症惡化的例子也有用！

將「腰痛當作老毛病」置之不理，進而導致腰椎管狹窄症加以惡化的病例不在少數。腰椎管狹窄症是因為腰椎及軟骨的椎間盤等老化、變形，壓迫到脊椎管理的神經，造成臀部和腳部等出現疼痛和麻痺感。在步行時，會感到腳部疼痛和麻痺，步行變得困難，若稍微停下來稍做休息時症狀會減輕，這樣反覆進行的「間歇性跛行」的症狀，是它的一大特性。

當連走路都感到疼痛難耐時，一定會對日常生活造成妨礙，如工作或是購物等等。為了避免這種情況，竹谷內院長叮嚀：「若感到腰痛的話，必須在四十歲開始時從日常生活開始留心，預防脊椎的老化及腰椎管狹窄症。在辦公室也是，每三十分鐘就站起來一次，活動一下腰部，並持續進行適度的單人運動。」

正常的腰椎管與狹窄的腰椎管的差別

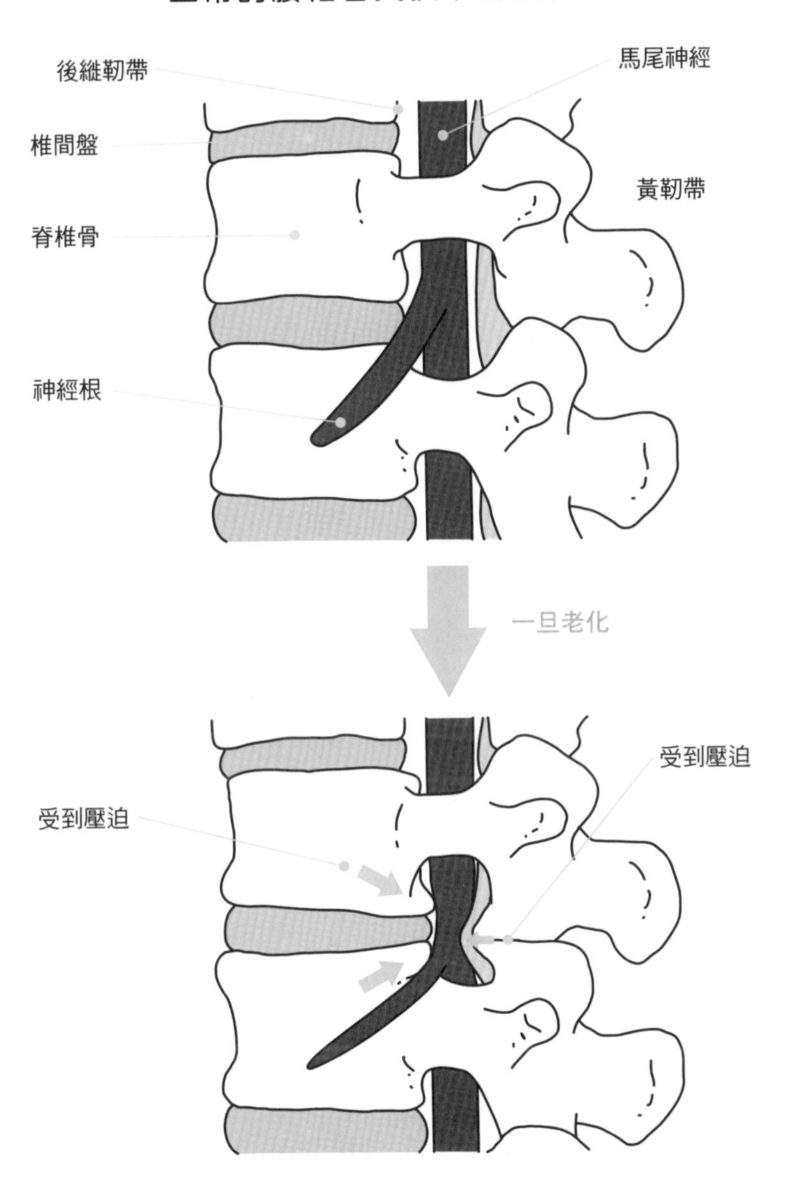

二〇一九年日本腰痛診療指南進行了時隔七年的修訂，針對「慢性腰痛」強調「運動療法是有用的」。一邊思考自己腰痛的原因，如是否為壓力等所造成，一邊抱持以運動來「自行治癒」的想法，就當前的醫學也是正確的解決方法。

「菊池體操」創始以來，已歷時五十年以上。創始者菊池和子女士說過，至今學員們回報身體狀況變化最多的便是「腰痛的改善」，讓我們來聽聽專家的看法吧！

以正常的腰部狀態來說，腰椎管在形狀美觀的筒狀中，會有馬尾神經這條末梢神經穿過。一旦腰椎老化，腰椎管變得狹窄，腰椎管周圍的軟骨、骨頭及韌帶等也會產生變化，壓迫到神經。有些人會覺得腳掌心有什麼黏住的違和感，有些人會在久站或一直走路時，臀部和腳部感到疼痛和麻痺，這些症狀恐怕是罹患腰椎管狹窄症的前兆。

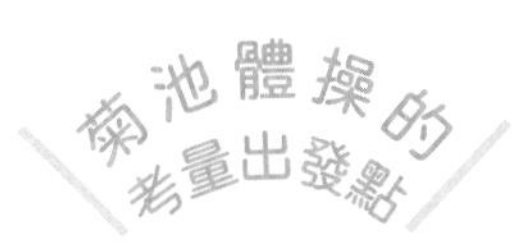

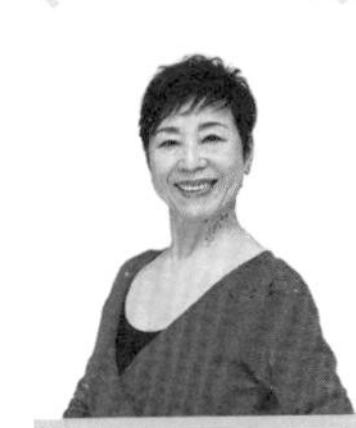

從沒有疼痛的部位開始活動，請勿讓身體處於完全靜養狀態→鍛鍊腹部和背部保護腰部

腰痛對中高齡者來說是最常見的煩惱之一。從經常閃到腰的人到幾十年來深受慢性腰痛困擾的人，真的有非常多學員因腰痛而來到我們教室尋求協助。感覺多半是因為日常的忙碌，不怎麼注意自己的身體狀況。大家一開始都會半信半疑地說：「定期接受門診治療好幾年了，還是無法治好，真的只要靠自己動一動就能好嗎？」但是後來學員們戰戰兢兢地活動了身體，開始鍛鍊肌肉，幾乎百分之百都能感受到改善效果。因為我已經持續看了這些改善案例長達五十年以上，我有自信想要傳達給學員們的是「不能過於保護腰部，靜養不動反而會使肌肉越來越衰弱，如果好好的活動，就能靠自己治癒哦！」

專注於菱形狀的胸腰筋膜

我想也有人會這麼說吧：「雖然說要活動，但腰痛的時候怕痛都來不及了，不會想要動。」但是，腰痛時不必一開始就活動腰部，建議可以從手指、手臂等，沒有疼痛的

在後背保護腰部的菱形狀筋膜

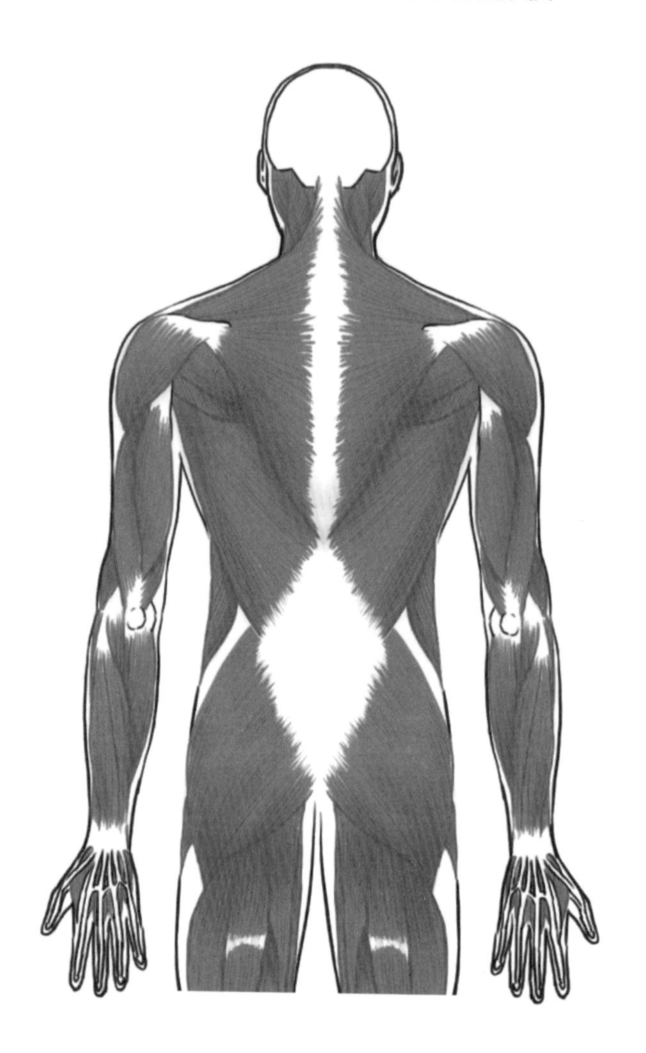

菱形狀的胸腰筋膜，在上半身兩側由背部相連到手臂，下半身的二側則由臀部相連到腳部。為了保護腰部，動一動與其相連的手臂和腳部是關鍵。

部位、離腰部較遠的部分開始活動。和手指、手背相連的手臂外側與背部肌肉相連。然後，這些與支撐腰椎的胸腰筋膜（呈現菱形的筋膜）相連（P118）。也就是說，菱形狀筋膜上端的二側與手臂相連。因此，人體光是動一動手指，抓一抓，在日常生活中用手臂出力，就能好好保護腰部。

菱形狀筋膜下端的二側與下半身的臀部和腳部肌肉相連。因此，強化臀部肌肉是很重要的。若能確實轉動腳趾和腳踝，使其變柔軟，也能改善腰痛。

強健腹部的肌肉

為了保護腰部，最重要的部位就是腹肌。如菱形狀筋膜從後背支撐腰部，腹肌則從身體正面支撐腰部。也支撐脊椎和上半身的重量，減輕腰部負擔。若腹肌變弱時，內臟就會下垂，不只內臟的運作變差，支撐腰部的力道也會跟著變弱。尤其是腹直肌是強力的肌肉，具有支撐上半身保護內臟的作用。

然而，沒有活動身體，肌肉就會變弱，容易生成脂肪囤積，也是腹部周圍的一大特性，在PART 1的代謝症候群中也說明過，腹肌與體內的肌肉相連，是相當重要的肌肉，為維持生命重要的肌肉。包括坐著的姿勢在內，利用經常自主縮小腹來鍛鍊肌肉吧！

如果以忙碌或疼痛當藉口，持續在「運動不足的狀態」下，不論年齡為何，肌肉都會在不知不覺中變得衰弱。腰部的疼痛，與其說腰本身衰弱，倒不如說是因為腹肌、手臂、臀部及腳部等與腰部相連的全身的肌肉衰弱而造成的，菊池體操中，由現場見證很多實際的身體狀況後學到了這一點。

你的身體就形同你的生命。只有自己才能讓自己的身體變好。我們的血液、淋巴流通，心臟和肺部有在運作，可以進食、可以吞嚥，因而得以維生。因為六十兆細胞全部都有在運作，所以能存活。反之，若沒有動整個人就會開始衰弱，身體也開始衰退。

實際上，我也看過不少這種案例，在工作上相當能幹的人，卻不在意自己身體，輕忽自己的身體狀況置之不理，有一天突然腦中風或心肌梗塞倒下，無法作到退休，工作也無法繼續下去。

首先，每天只有五分鐘也好，規定自己要動一動，注意自己身體的狀態，與身體對話看看。一邊想像著保護腰部的菱形狀筋膜和腹肌相連的感覺，從沒有感到疼痛的部位，開始動一動。試著動一動後，會有什麼變化嗎？會對身體哪個部位發揮作用呢？能治癒疼痛嗎？或是依然感到疼痛嗎？觀察身體的變化，以大腦感受，能「自己治癒」不適的狀況，對你來說會是一種增加自信的方式。心理面上，對於事物的看法，也會變得積極樂觀，工作上的績效應該也能夠有所提升。

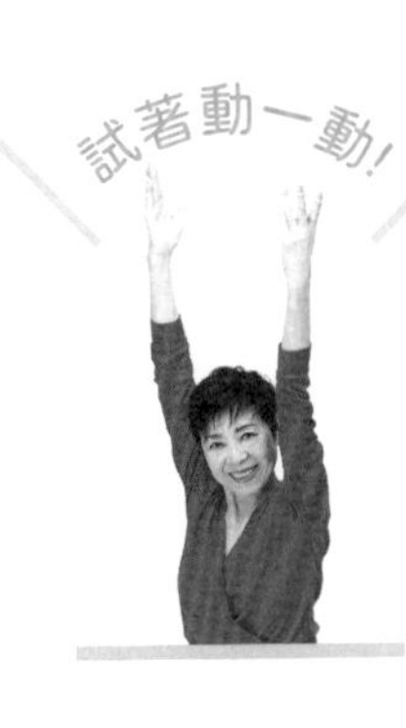

好好伸展與腰部相連的手臂和手肘 強化內收肌和臀部，保護腰部

在上半身中，與腰部的菱形狀筋膜相連的就是手臂。自手臂守護腰部的方法如下頁所示「手臂扭扭操」。雙腳站立與肩同寬，將手臂放平，往前後方向扭動。與手臂相連的胸部、頸部、肋骨、肩胛骨等都會大幅度移動，僅僅是這一個動作，就能確實鍛鍊上半身肌肉。將注意力專注於小指，能將鬆弛的上臂緊縮起來，還有上班也能做的是如P126的「手肘桌上伸展操」，特意將平時彎曲的手肘伸展開來，能強健手臂、手腕以上的上半身和腳力。

為強化臀部和下半身肌肉以保護腰部，建議依照P124的「張張腳&抬抬手操」來活動身體。這個體操可以鍛鍊大腿內側、內收肌和臀部的肌肉，關鍵在於當抬起手臂時，透過上半身，大腦感受到與手臂和腳部都相連著。此外，上半身中容易堆積老舊廢物的部位在於腋下。若用力壓此部位或捏起來，有助淋巴暢通，刺激粗大的血管，也能促進全身血液循環。

與手臂相連之背肌得以放鬆

手臂扭扭操

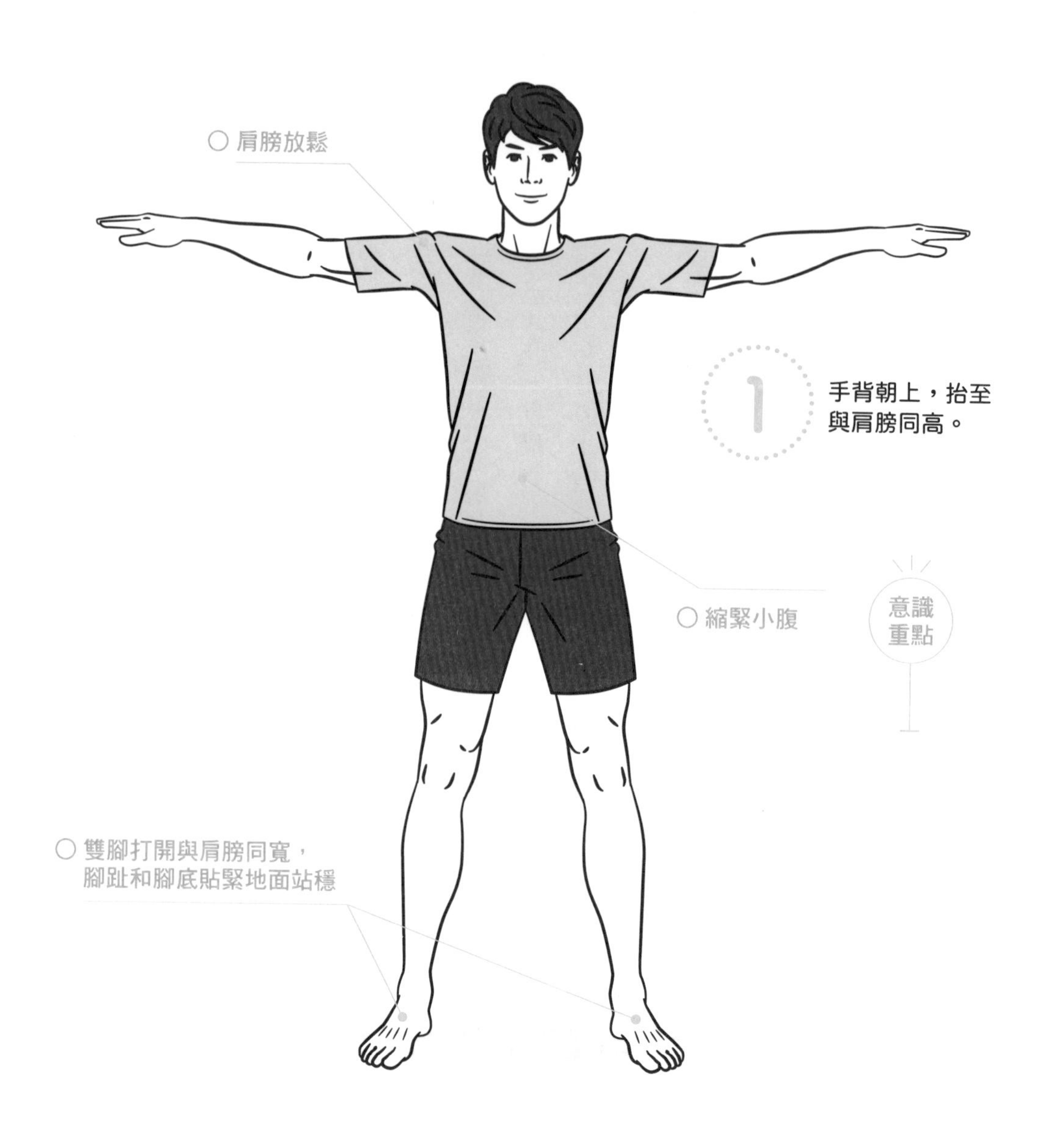

將手臂朝身體正面方向轉動，感受肋骨和腹肌。

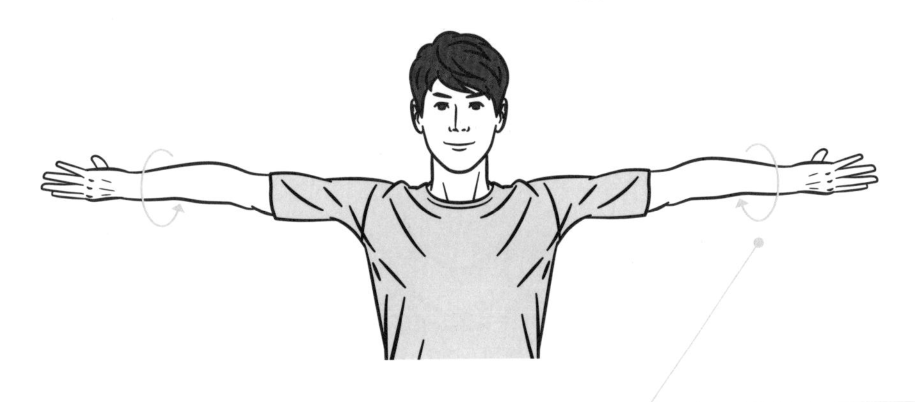

○ 轉動時將注意力集中於小指上。逆轉時也是

3

接著，朝背後轉動手臂，感受背部至腰間的肌肉。

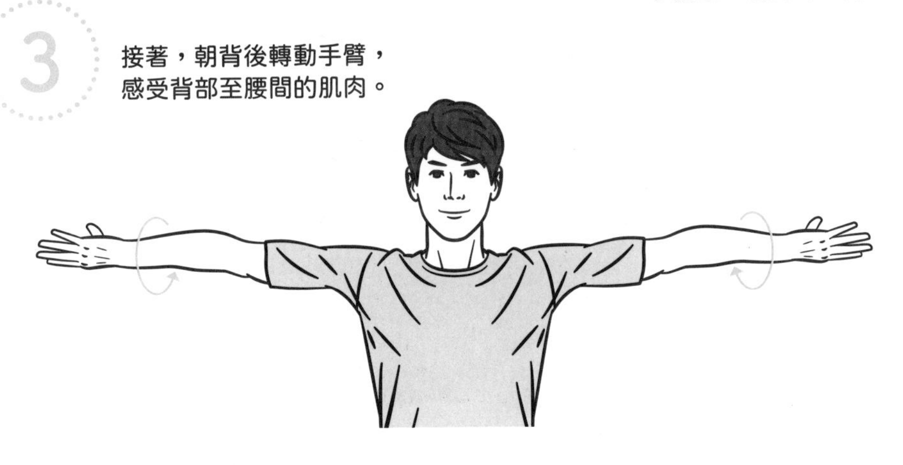

point
掌握要領

不只是手臂轉動，
一邊以大腦感受與手臂相連的肩胛骨、肋骨周圍的肌肉，
可強健保護腰部的上半身，上臂也能感到很放鬆。

強化臀部和下半身

張張腳 & 抬抬手操

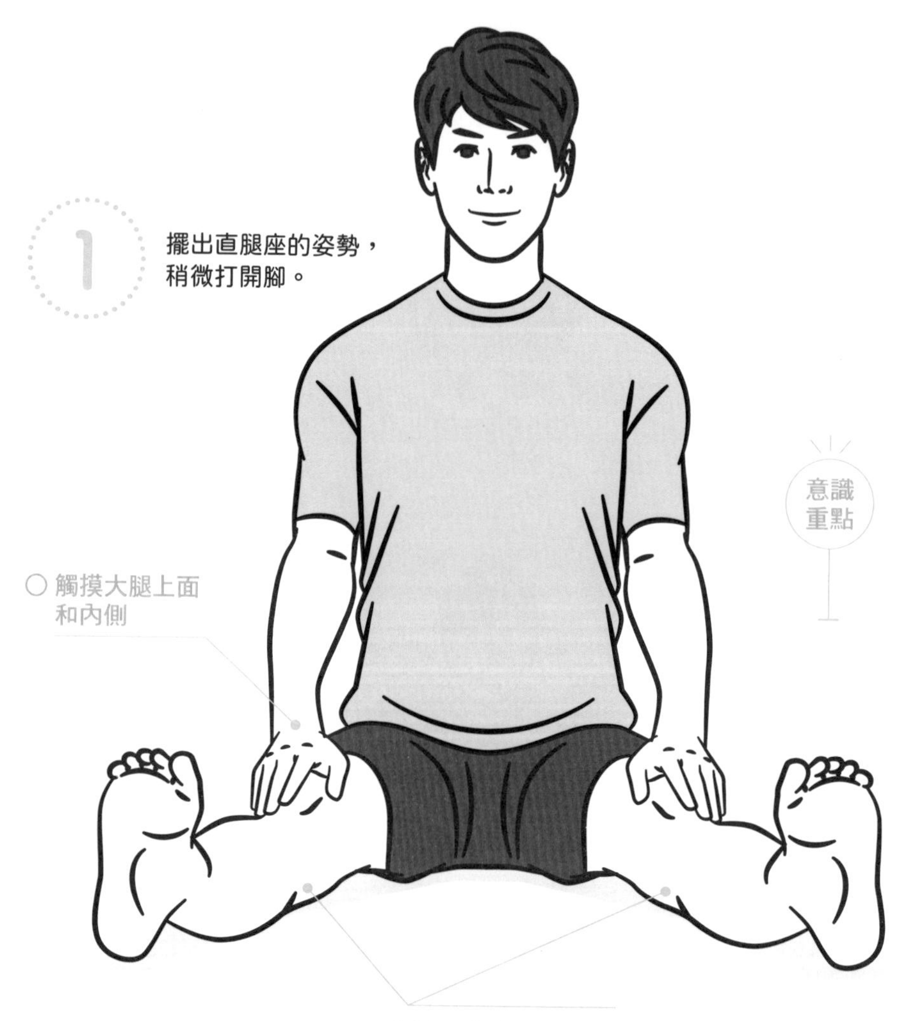

2 單隻手臂往上舉，上半身側彎。

○ 抬起手臂，慢慢
往伸展手臂內側的腋窩
○ 縮小腹
○ 抬起手臂時，
臀部不要跟著抬起。
控制臀部往下壓
○ 大腿內側使力

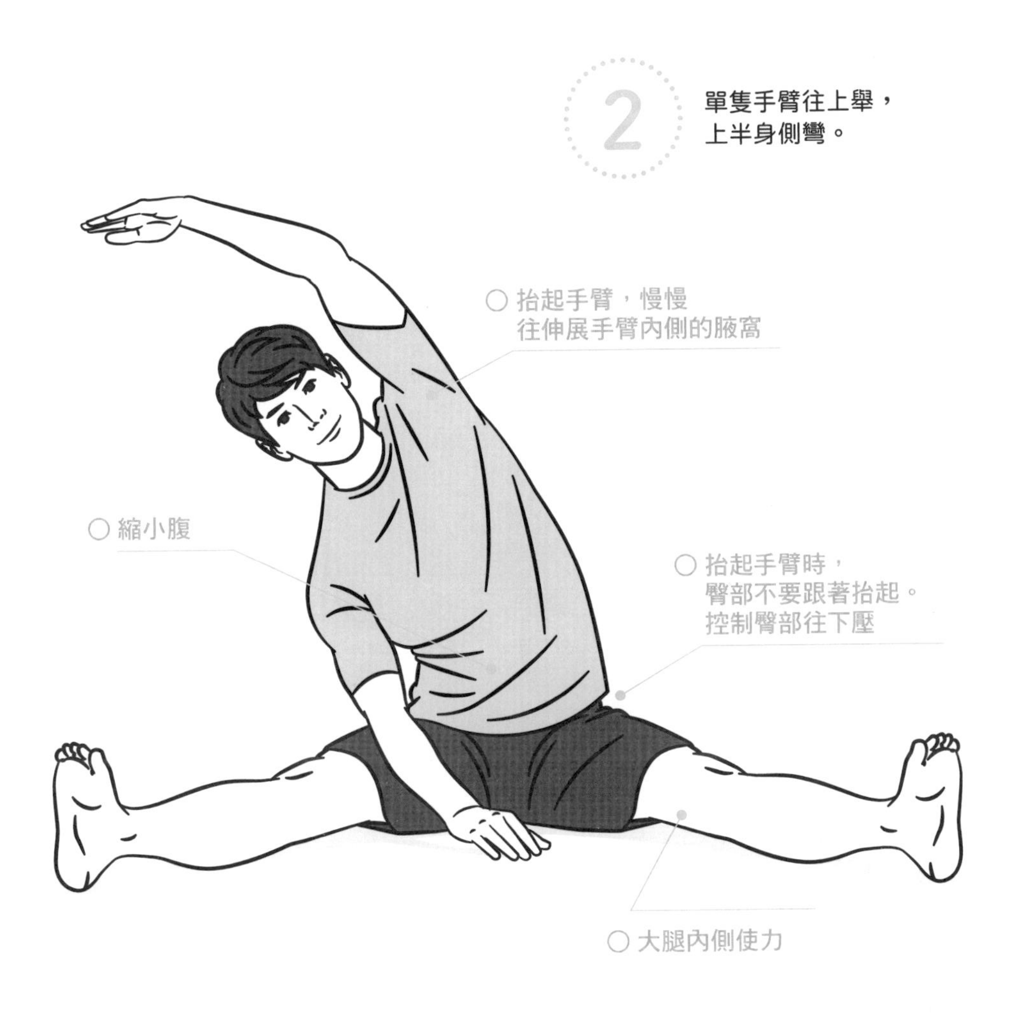

point
掌握要領

用意在於強化下半身（如臀部和內轉肌）肌肉，以提升護腰力，
注意力集中於手臂和膝蓋內側進行伸展，可以預防膝蓋痛。
無法直腿坐的人，也可以背靠著牆壁來做。另外一側的腋窩也要伸展。

鍛鍊背部肌肉，保護腰部

手肘桌上伸展操

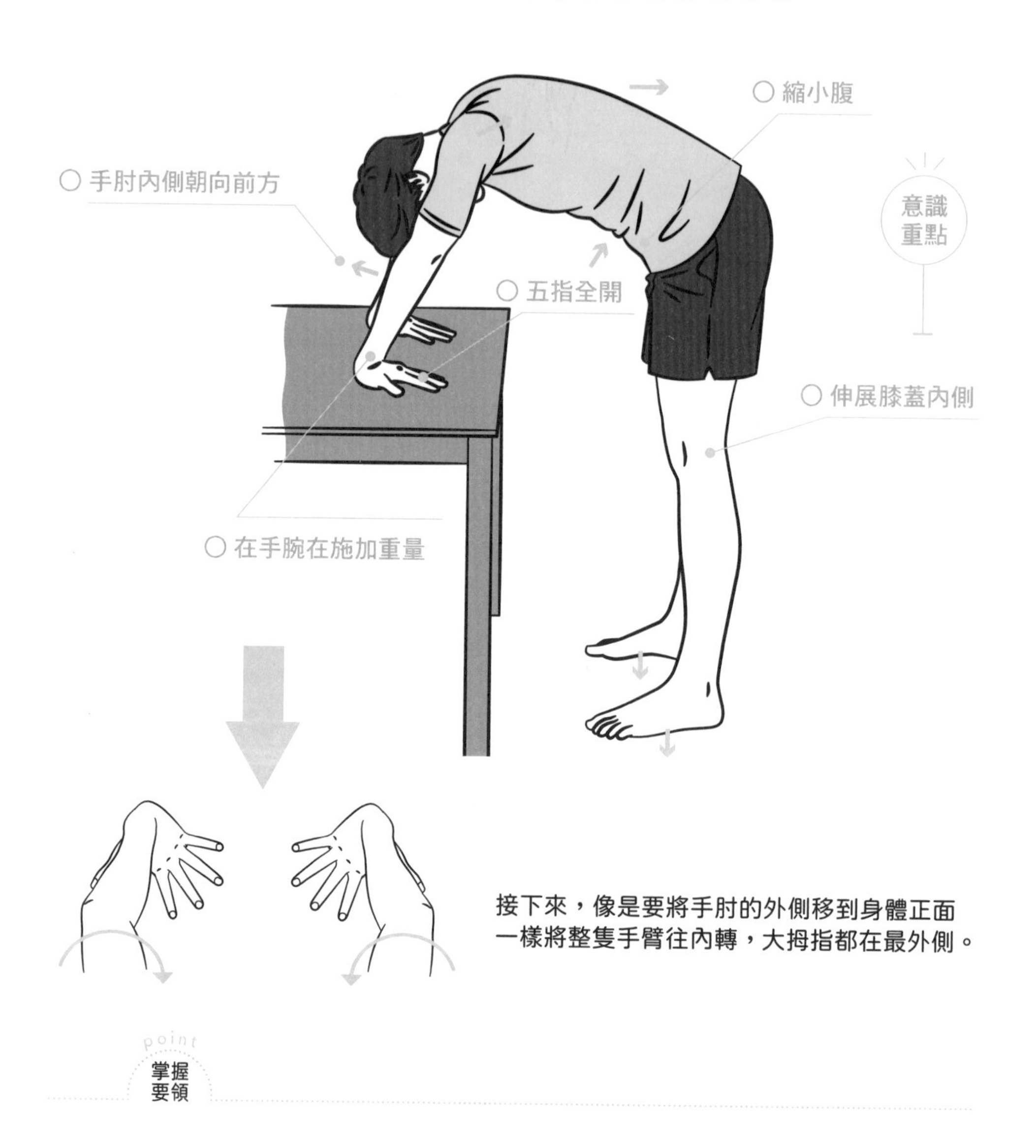

接下來，像是要將手肘的外側移到身體正面一樣將整隻手臂往內轉，大拇指都在最外側。

point 掌握要領

將平日多半彎曲著使用的手肘伸展開來，動一動。
感受手臂與背部和身體正面相連接。喚醒沉睡的肌群，也能活化大腦。
請注意縮緊小腹並伸展手肘。手肘換個方向再作一次。

淋巴暢通，促進血液循環

抬抬手 & 腋窩包覆操

○ 將手臂直直往上抬起，
稍加推緊腋窩
意識
重點
○ 以手指用力壓腋窩下方，
再將手指移到手肘上握著手肘

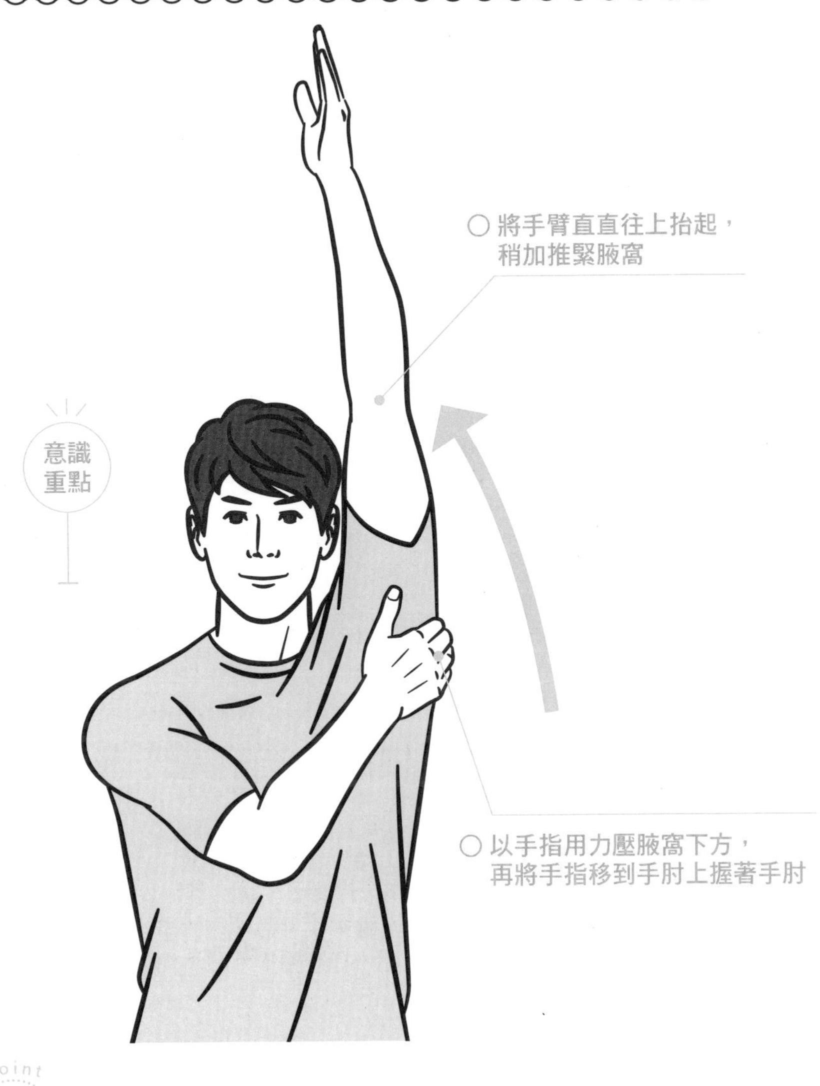

point
掌握要領

腋窩下方是上半身淋巴的聚集處，
由於在平日不怎麼會碰到，有可能會堆積老舊廢物，
若能讓淋巴暢通，就能促進血液循環。

醫師專欄

日本為過度久坐的大國！每小時應休息二分鐘

「平日工作常常加班，週末會去健身房，我想健康管理上就萬無一失了吧！」，對有這種想法的上班族而言，有個無形的大敵——「久坐」的健康風險。事實上，有研究指出，日本為「坐時」最長的國家。針對「久坐」有長時間研究歷史的澳洲雪梨大學的研究者們，於二〇一一年調查世界各國平均每日坐著的時間，發現日本人為四百二十分鐘（七小時），為世界二十個國家中最長的。

長時間維持久坐姿勢會導致髖關節周邊的肌肉變硬等症狀，對身體造成的負擔也很大。由於對背部施加壓力，因此腰部會感到疼痛，頸部和肩膀也會感到酸痛，感到頭痛和眼睛疲勞的人也很多。對於體內的影響也很嚴重。研究身體活動，同時也是慶應義塾大學運動醫學研究中心及健康管理研究所的準教授小熊祐子指出：「雖整套運作機制尚未完全明朗化，但久坐會造成下半身的大肌肉無法使用，血糖值和血壓容易上升，血液循環也跟著變差，可能會對於心血管造成不良影響。」

根據雪梨大學的研究指出，平均每日坐著的時間約十一小時以上的人，比起未坐滿四小時的人，死亡率高達一點四倍。許多研究的論文中也指出，坐著的時間越長，越容易併發癌症、心血管疾病、糖尿病等文明病，以及罹患憂鬱症、失智症等的風險。如前所述，也有研究數據證實，平日久坐時間越長，即使有在運動，但很遺憾的是，對於健康風險上並無法得到降低。

澳洲和英國都在職場和學校極力倡導減少坐著的時間，這些國家甚至會給予獎勵。美國也於二〇一八年更新的身體活動指南中，強調久坐的健康風險。為降低坐過久的風險，小熊準教授說道：「每三十分鐘到一小時站起來一次，養成中斷久坐，休息一下的習慣。」

從辦公室坐位站起來，到影印機或用餐區走二分鐘左右，就可以改善血糖值和血壓。從現在開始，讓我們一起朝減少久坐的工作方式前進吧！

（撰文者 新村直子）

PART 7

姿勢不良

想改善看起來上了年紀的駝背……

CHECK LIST

最近您有這種經驗嗎？

- ○ 駝背
- ○ 頸部前傾
- ○ 慢性肩膀酸痛
- ○ 疲勞時背部感到疼痛
- ○ 胃腸虛弱
- ○ 小腹突出
- ○ 搖擺背（指脖子、肚子、腰部骨盆前傾，並且有駝背的站姿。）
- ○ 骨盆有點後傾

檢查表監修：工藤千秋腦神經外科診所工藤千秋院長

勾選三項以上者，請看下一頁。

身體的煩惱

駝背容易變胖是真的嗎？

您是否有偶然看見街上的展示窗中照映著自己的身影，感到「怎麼感覺好像有點駝背？」的經驗？除了駝背以外，感到疲勞時背部就會疼痛、小腹突出，想到自己可能有搖擺背等的人，姿勢不良的可能性很高。目前在這時代裡，患有「烏龜頸」這類駝背姿勢的人日益增多（烏龜頸指頭頸向前傾、背部拱起，從側面看就像烏龜探頭般的姿勢）。雖說如此，也許有人會想「除了表不太好看以外，駝背應該沒有什麼問題吧？」然而，駝背或姿勢不良對健康帶來的衝擊其實很大。

對此，在姿勢對於腦部和自律神經的影響方面相當有研究的工藤千秋腦神經外科診所的腦神經外科醫師兼院長工藤千秋院長指出：「一旦形成駝背，頭部重心就會向前傾，增加頸部、肩膀、腰部和膝蓋等部位的負擔，會造成肌肉酸痛和疼痛，甚至會壓迫心臟或肺部等，造成呼吸變淺，無法輸送充足的氧氣和血液。這樣就會造成血液循環不良、代謝變差，除了容易變胖以外，大腦活動下降，也可能容易有健忘等症狀出現。」

決定姿勢的脊椎，具備①支撐上半身②支援身體自由地活動③讓內臟保持於正確位置，幫助內臟的運作等作用。此外，還有一個重要的作用，亦即透過脊椎椎管（中間中空的空間）內的脊髓，將大腦的命令傳達至手腳等全身的末梢神經，並接收來自末梢神經的訊號。因此，脊椎若歪斜，會引起自律神經（為末梢神經的一部分）的失調。工藤院長指出：「當交感神經亢奮時，血壓上升，會導致暈眩、眼睛疲勞或失眠症狀。也有不少造成心情低落或各種各樣的身體不適。」

此外，也有研究報告指出姿勢會影響大腦和心臟。知名人物們在「TED Talk」中關於姿勢的研究報告的演講主題影片也形成話題，這份研究報告是來自哈佛商學院研究者艾美．柯蒂（Amy Cuddy）博士，她以四十二名男女為研究對象，她指出當胸部挺起，背肌伸直，腳部打開，兩手叉腰的強有力姿勢（High-power pose）的組別中，他們與領導力及決策力、自信相關的男性賀爾蒙、睪固酮的分泌量增加，而感受壓力的指標賀爾蒙——皮質醇（壓力賀爾蒙）的分泌量會減少。反之，在身體蜷縮起來變成駝背的無力姿勢（Low-power pose）的組別中，由於睪固醇的分泌量減少，於是皮質醇就會增加。變換各個姿勢的時間只需二分鐘。光是這樣做，就能抬頭挺胸端正姿勢，影響腦內賀爾蒙的分泌，能帶來提升自信的效果。

脊椎歪斜時，
可能會造成自律神經失調、肌肉酸痛及疼痛

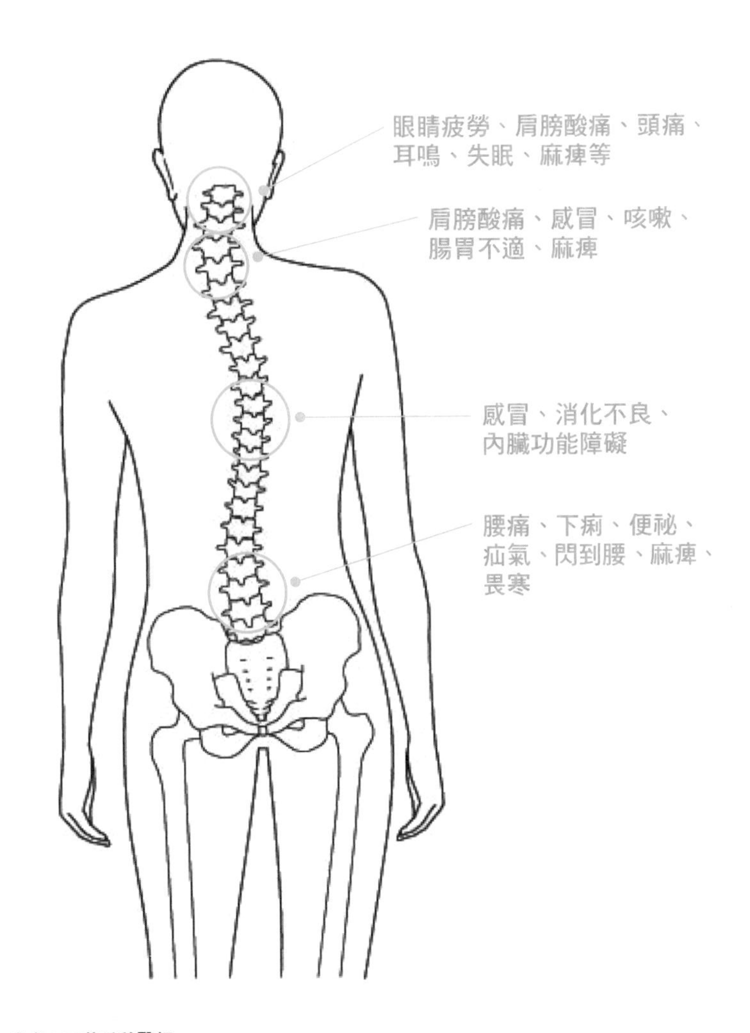

出處：工藤千秋醫師

神經傳導停滯是關鍵

姿勢為何會影響大腦的運作呢?詳細的機制目前仍無法釐清。對此,工藤院長指出:「神經傳導的一個關聯物質是髓磷脂(Myelin),就像是包覆神經一樣的保護殼般的構造(詳情請參照 P186),扮演加速神經傳導的作用。髓磷脂在氧氣供應不足狀態時會變得微弱。也就是說,當姿勢不良,大腦和器官缺氧時,髓磷脂就會無法正常運作,神經訊號的傳導就會停滯,身體可能會出現各種各樣的異常和障礙。」實際上,工藤院長曾治療過罹患姿勢不良的脊椎側彎症的女性患者。

這名患者一直苦惱於無法找出原因的頭痛,指導她矯正自身頸部往右傾斜的習慣,並改變髮型,光靠矯正姿勢,半年後頭痛問題就完全消除。

駝背會引起負面的心理狀態,讓神經傳導停滯,會引起各種各樣的失調或異常問題。有從現在開始能夠矯正姿勢的方法嗎?對此,菊池和子女士指出:「改善肩胛骨的動作,舒緩背部周圍,透過鍛鍊支撐上半身肌肉的動作,不管幾歲姿勢都能矯正成功。」

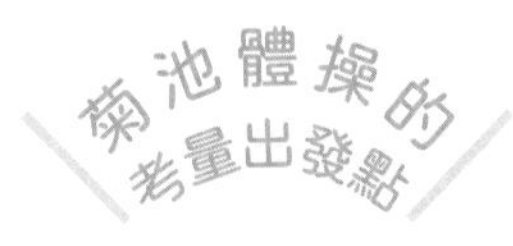

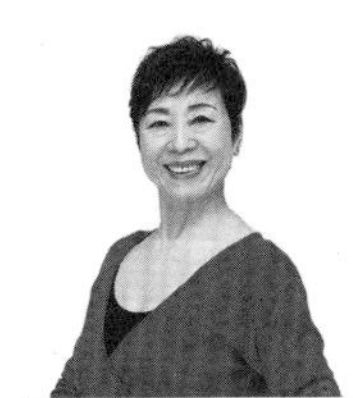

鍛鍊背肌，增加脊椎柔軟度↓讓內臟器官正常運作，大腦的思考也變得積極正向

我們平日在書桌上寫字、閱讀，或以電腦作業時，多半都呈現前屈姿勢。在作料理時或用抹布擦拭清潔等等時，身體大多都是前屈作業。不過，若一直持續這樣前屈的姿勢，身體的內部會發生什麼變化呢？首先，想探討的是對於脊椎的影響。

脊椎（脊柱、背骨）是身體當中唯一與大腦相連的骨骼，是由二十四根小骨頭緊密相連組成的。而且，它同時也是神經的通道（脊隨），神經束透過脊椎可以將大腦的各個指令確實傳達至身體各個部位，支援各個內臟器官正常運作，讓身體能如大腦指示一樣地動作。倘若脊椎歪斜，骨頭變形的話，神經會受到壓迫，血液和淋巴的循環也會不良，輸送至大腦的氧氣量也會不足。這樣不只看起來呆滯，大腦會昏昏沉沉的，同時也容易感到疲累。可以到街上觀察有駝背的人們，他們往往頸部向前傾，肩膀也向前縮，且臀部下垂，另外也有小腹凸出的狀況……這是典型的看起來上了年紀的姿勢（請參照P142）。因為胸部受到壓迫，無法深呼吸。膝蓋彎曲，骨頭遲早會變形，這時會增加腰部的負擔，因此無法行動自如、健步如飛。

肩胛骨放鬆

為了避免變成這種狀況，經常提醒自己放鬆肩胛骨是很重要的。前屈的姿勢會容易讓兩邊的肩胛骨之間保持突出外翻狀態。不過，即使在旁指導應夾緊肩胛骨，也有人說：「要怎麼夾緊？不太知道。」不過，若說將肩胛骨往下放的話，出乎意料之外很多人能夠理解是什麼意思。因此，菊池體操中，已取得在日常生活中要經常保持將肩胛骨「往下放一毫米左右」的共識。實際上，試著下放一毫米時，鎖骨會向後拉扯，肋骨會被抬高，頭部能回到正中央上方。也能伸直頸部和背肌，腳會自然打開。內臟也會被抬起，能維持端正的姿勢。

強化支撐背肌的脊椎

對於矯正姿勢來說，背部的肌肉亦即背肌，相當重要。背肌支撐著人類有五到六公斤重的頭部，並從後背支撐脊椎和肋骨。掌管呼吸的肌肉（請參照 P87）相當多。我想很多人在日常生活中都沒有在注意自己的背部，然而，背部的肌肉其實是佔人體最大面積的肌肉，一旦背部變得衰弱和僵硬，呼吸也會感到困難，全身的血流和代謝也會變差。

由於無法將抬高手臂等動作做得很順暢，身體容易感到疲勞。

只要姿勢端正，想法也會變得更積極樂觀

菊池體操只要做簡單的站直、端坐、手臂抬起等動作，邊做邊集中注意力於該部位上，就能檢驗當下的身體狀況。直立時事是否不會搖搖晃晃？直腿坐時膝蓋和腰部及大腿是否感到不太協調？會不會坐不太穩往旁邊倒呢？

像這樣養成用心感受自己的身體狀態和變化的習慣。只要不要輕忽自己的身體狀況，就不會有那種長年以來都沒有注意自己的身體，當發現時，身形已經崩壞的狀況出現。每天都注意自己的身體狀況，哪裡比昨天狀態還要好，想著明天要變得更好一些，藉著動一動身體，切實感受到憑著自己的力量讓自己變得更好，而大腦也會轉換成愛護自己的身體，積極面對任何事的心態。對自己充滿自信的心態是無可取代的，以現代的說法來講，就是建立自我肯定感。

對於駝背等不良姿勢，也需要先接納自己目前的身體狀態，以想要讓身體變得更好為考量出發點。我們有位七十多歲的學員，腰彎得連公車的階梯也爬不上去，後來成為我們的會員之後，持續做體操的這段時間肌肉也在慢慢增長，姿勢也越來越端正，經過十年後，就彷彿換了個人一樣，他的腰部在直腿坐的狀態下已經可以呈現九十度的挺直

狀態了。事實上，我的女兒在四十歲之前和體操無緣，但她也因為姿勢不良而感到苦惱，她從四十八歲開始進行菊池體操，經過六年，現年五十三歲的她背肌已經可以好好伸展，身體狀況也比以前好很多。只要人們秉持著想要改變的信念，好好注意和正視自己的身體，無論幾歲開始都可以改變，我非常確信這一點。

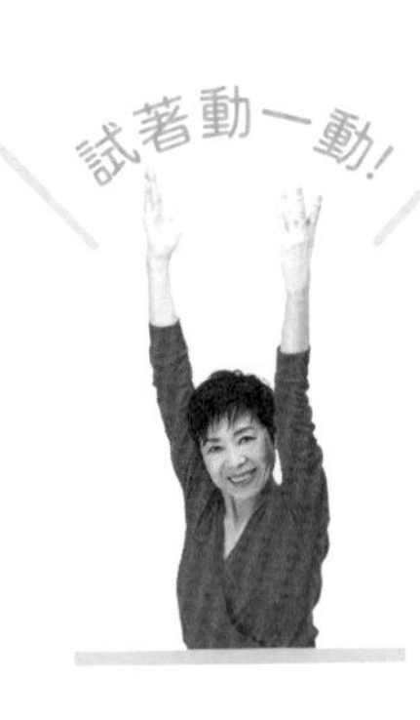

搖晃骨盆，放鬆脊椎周圍肌肉
伸展手肘，鍛鍊背肌

若您想要矯正姿勢時，我會建議您作「骨盆搖搖操」，藉由搖晃骨盆，放鬆脊椎和骨盆周圍的肌肉。即使只有在夜晚睡覺前作，也能舒緩當天肌肉的緊繃僵硬，若能與P107的「背部伸展操」同時操作的話，矯正姿勢效果更佳。若您在意自己的姿勢是否有問題，請養成常常站在鏡子面前檢視自己是否能端正地站著的習慣吧！是否自己的身體已變成如P142那樣看起來上了年紀的駝背姿勢了呢？不管男女，都應先注意自己的姿勢，這樣才是改善的第一步。接著更進一步想要強化脊椎和背肌，請操作第P143的「爬地手肘伸展操」，只要能將平日總是彎曲的手肘伸直，就能切實感受到平日不怎麼使用的背部肌肉正在確實的伸展。還有另一個動作是P146的「俯地抬腳操」，使用下半身，鍛鍊支撐臀部和脊椎的肌肉，即使背部和臀部容易囤積脂肪的人也能透過這個體操，鍛鍊出結實的背肌哦！

脊椎矯正

骨盆搖搖操

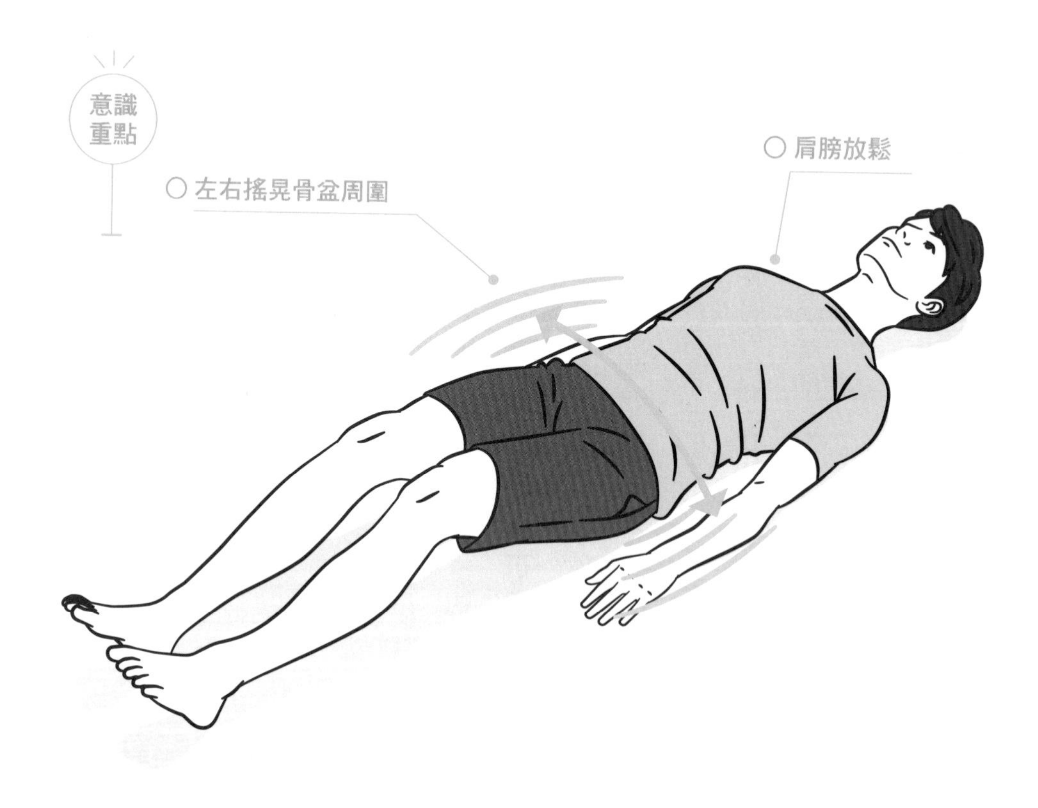

point
掌握
要領

請自然躺下，一邊搖晃骨盆周圍，一邊左右晃動自己的身體。
在夜間做體操時，能放鬆白天感到酸痛的脊椎周圍肌肉和骨盆周圍的肌肉，
矯正歪斜的部位。

養成照鏡子並正視自己身體的習慣

端正站姿操

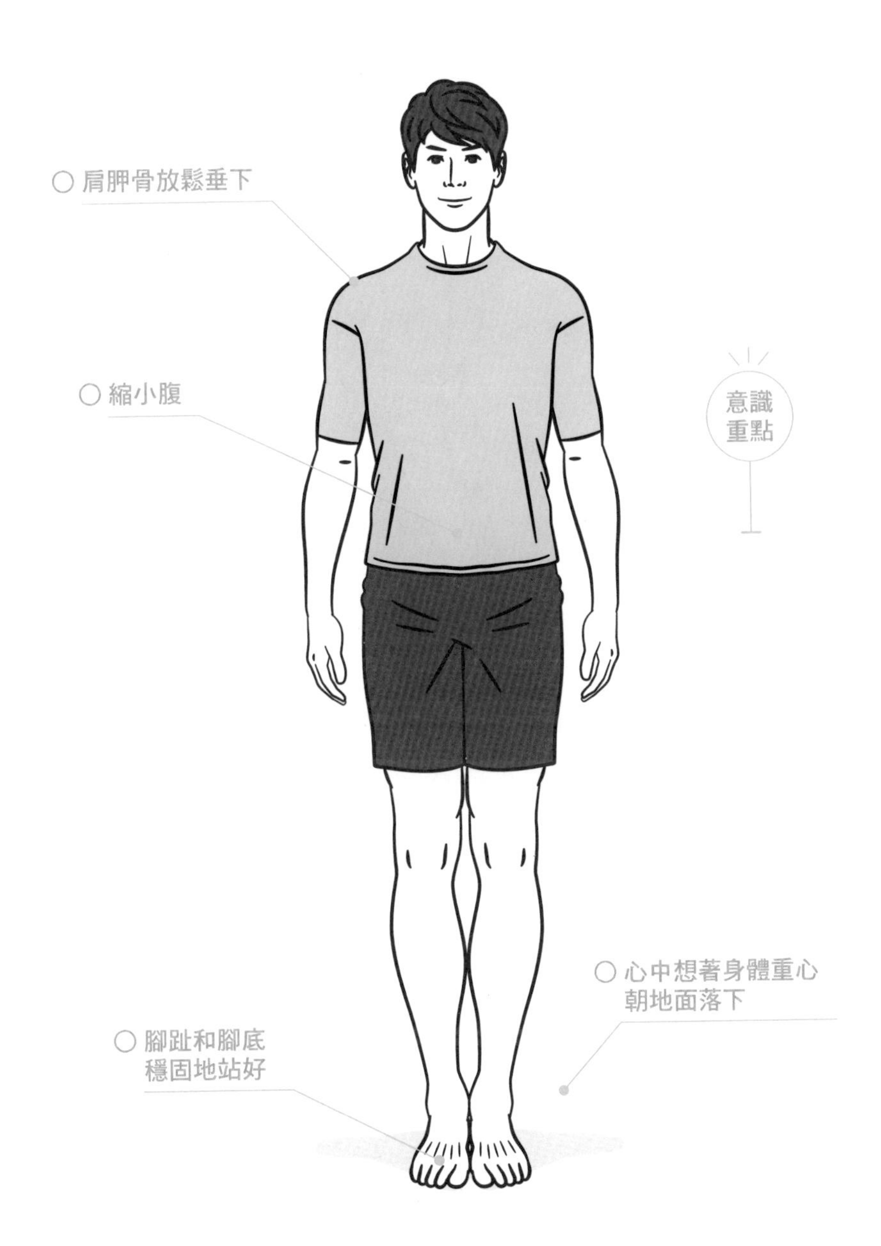

看起來上了年紀的姿勢

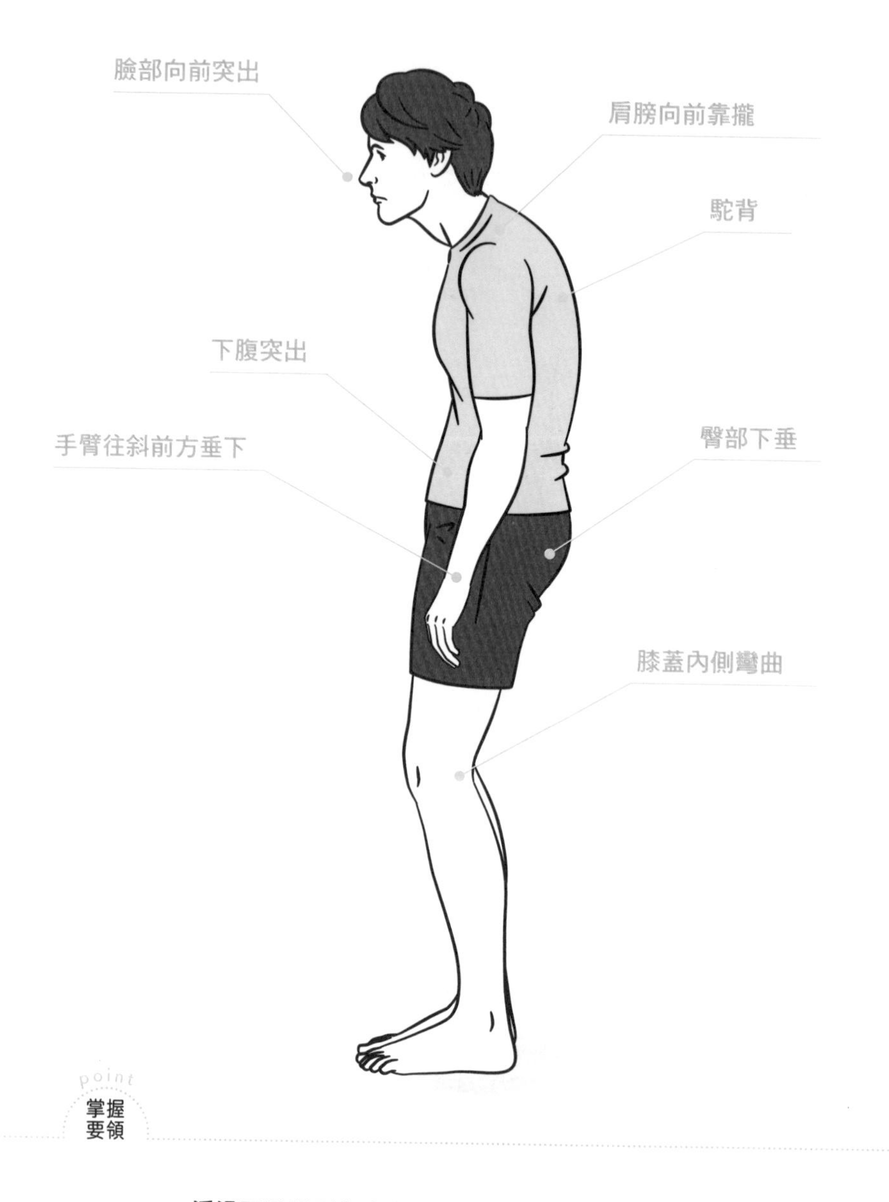

point
掌握要領

透過可以照到全身的鏡子確認正面和側面姿勢。
可檢查肩膀是否朝左右傾斜，是否姿勢不良。
背面可以請家人來幫你確認。

鍛鍊背肌＋深呼吸

爬地手肘伸展操

1
意識
重點
○抬起肋骨
○ 手肘
全面伸直
集中注意力於手臂內側到
手肘及連結到胸部的肌肉。
○ 縮小腹
○ 手指要確實張開

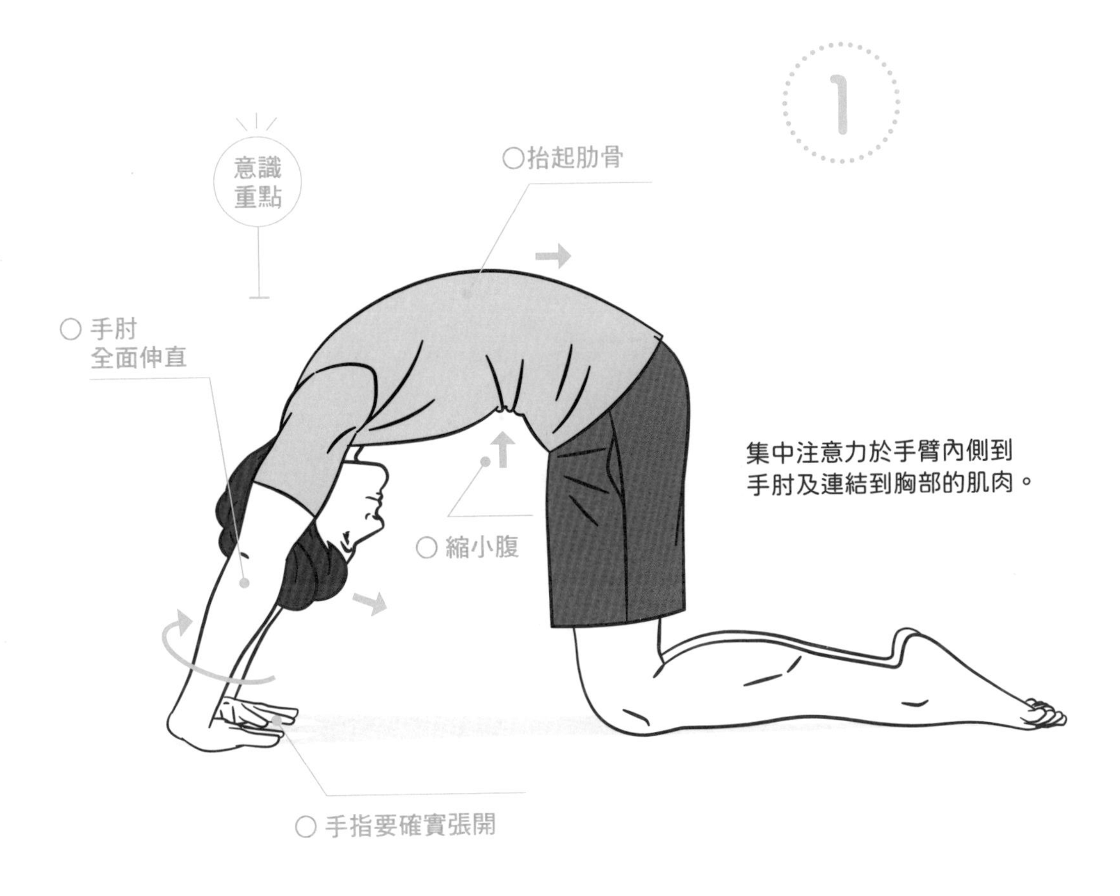

point
掌握
要領

四肢著地維持爬行狀態，手往小指方向，向外轉圈，
而手肘內側面向前方後，伸展手肘，抬起肋骨。

請用心感受肌肉的運動。

接著，將手折返回來，將手肘外側朝向前，感受手臂到背部的肌肉。

鍛鍊背肌＋深呼吸

爬地手肘伸展操

注意力集中於從手臂外側到
手肘及背部相連的肌肉。
○抬起肋骨
○手肘確實的
伸直
2

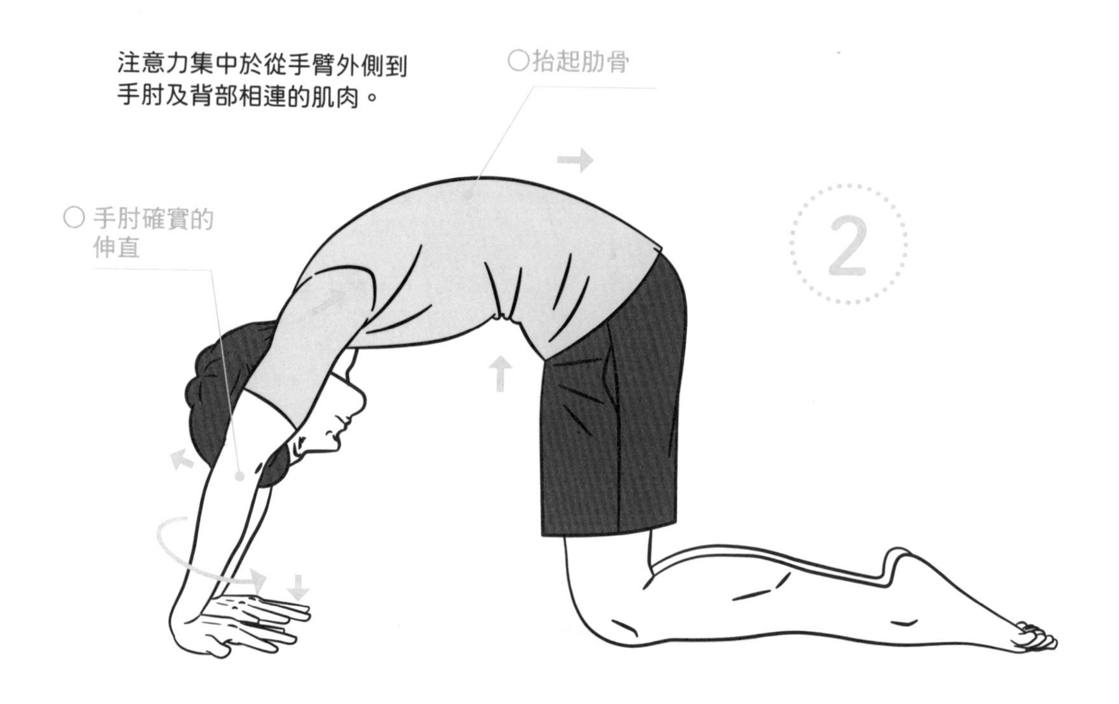

手肘的外側向前伸

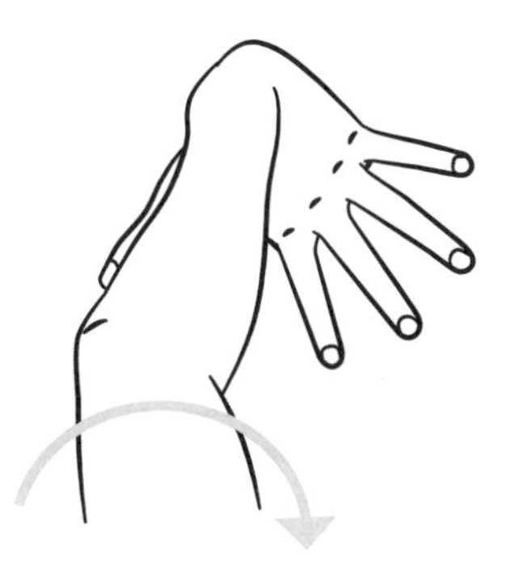

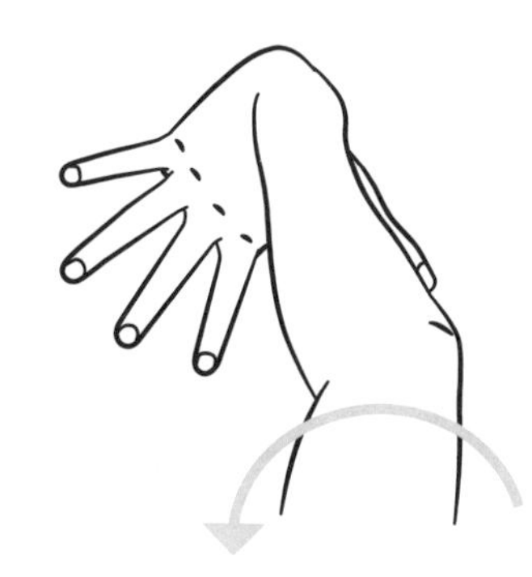

手肘的內側向前伸

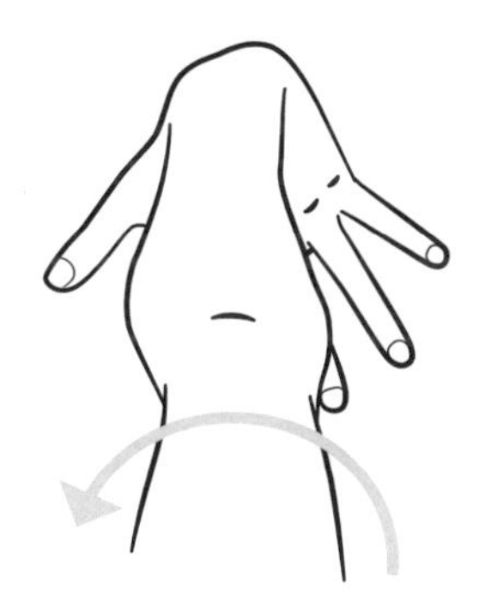

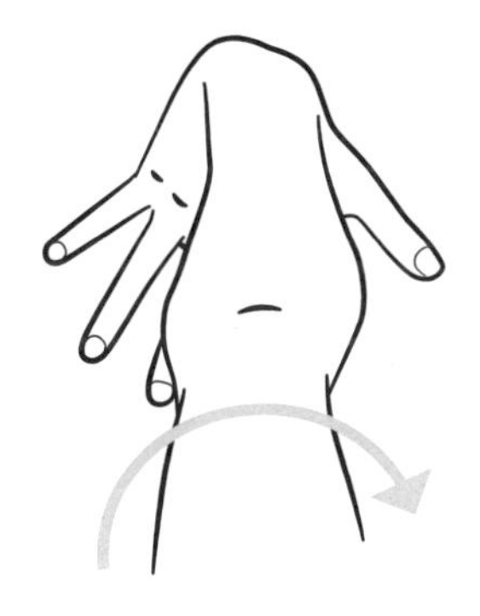

point
掌握要領

當手肘的內側向前伸及手肘的外側向前伸時，
全部的手指都要打直，並朝臉部方向伸展。

手肘向外側轉動的部分一開始會有點困難，
但漸漸地會越做越順，變得手指能夠筆直返回。

強化背肌和脊椎，調節自律神經

俯地抬腳操

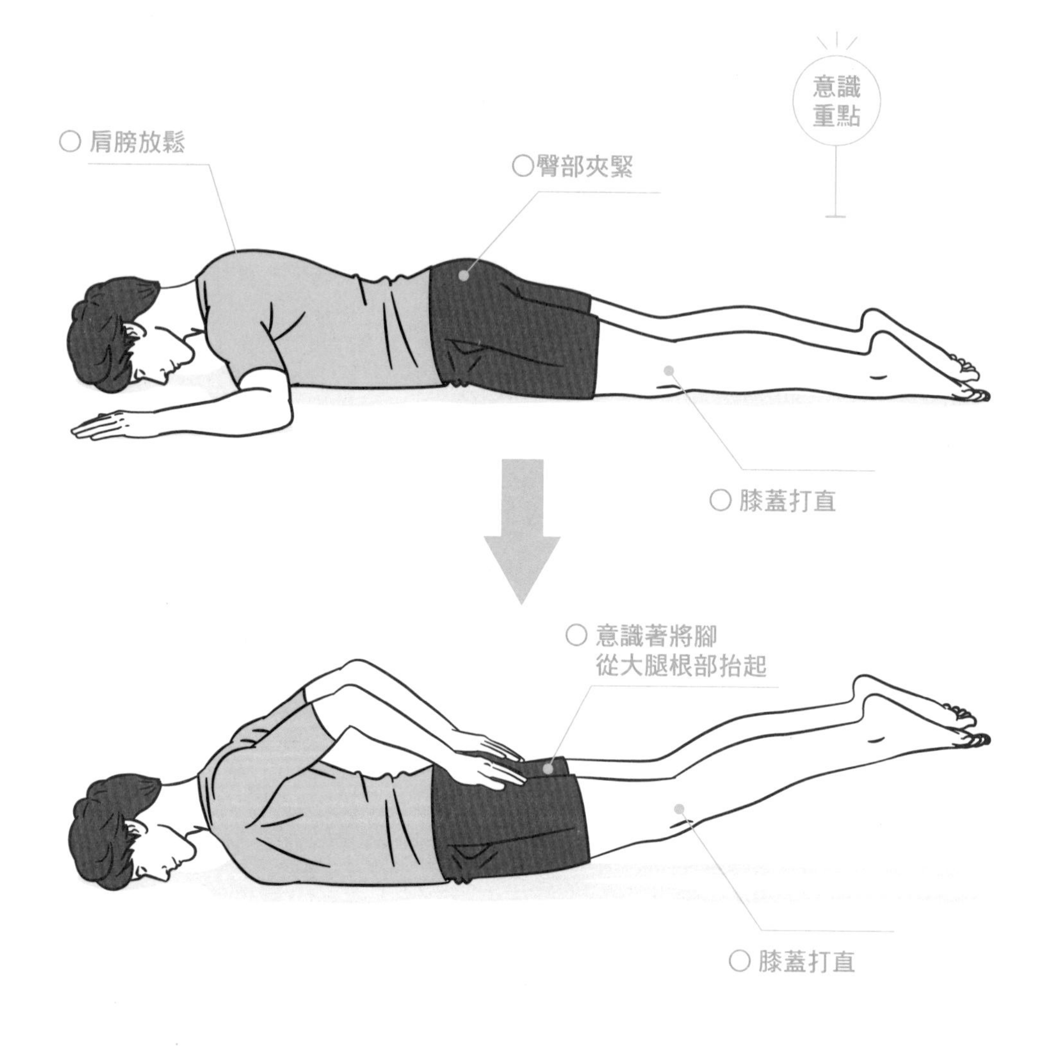

point
掌握要領

將兩手放在臉龐的兩側，額頭貼緊地板，兩腳抬起。
膝蓋要確實的打直、抬起，感受大腿、臀部和背部的肌肉。
鍛鍊背部和下半身肌肉。
碰觸臀部，感受正在使力中的肌肉。

姿勢就是反映身體內在的一面鏡。
將肩胛骨往下放1毫米，
背肌就會跟著伸展有勁，
心境就會跟著被注入「活力」。

菊池語錄

PART 8

髖關節的不適感

髖關節
變僵硬了嗎？

CHECK LIST

最近您有這種經驗嗎？

○ 走路時，大腿根部感覺怪怪的、不太協調
○ 運動後，大腿根部和臀部側邊感到疼痛
○ 腰部左右高低有落差
○ 如果路面有高低落差就很難爬上去
○ 從小就不會盤腿
○ 穿襪子有困難
○ 腳趾甲很難剪

檢查表監修：竹谷內醫院骨科醫師兼脊骨神經治療師 竹谷內康修院長

勾選三項以上者，請看下一頁。

身體的煩惱

髖關節的不適感，置之不理會怎樣嗎？

檢查表的結果如何呢？即使髖關節尚未感到疼痛，若從以前開始，就很不會盤腿坐，穿襪子時容易重心不穩，或是腳指甲很難剪的人，也很有可能是髖關節周圍的肌肉變弱、變僵硬。

骨科醫師兼脊骨神經治療師的竹谷內醫院竹谷內康修院長說道：「除了髖關節的不適感外，再加上可活動的範圍變窄，以及髖關節周圍肌力變弱等，這些各種症狀的疊加，有可能罹患夜間也會感到疼痛的變形性髖關節病（Coxarthrosis）。在四十歲以上的中高年齡者當中，以女性患有此症狀者尤其為多。」

髖關節不適也會影響姿勢

正常的髖關節為圓球形的大腿骨嵌合於骨盆上有個圓碗狀、稱作髖臼（Acetabular roof）的部位而形成，可以滑溜溜地移動。（請參照 P151、152 的圖）不過，竹谷內院長指出：「若罹患變形性髖關節病時，髖臼變得過於狹小，或是變形，關節軟骨就會慢慢削減，引此產生不適感與疼痛感。女性和男性比起來，髖關節的骨頭與骨頭之間的崁合較淺，形成髖臼發育不全的例子不在少數。」

雖然說如此，對繁忙的勞動族群來說，「只是髖關節感到不適和疼痛，沒什麼大不了的」，置之不理的人很多。不過，當疼痛度加劇而前往骨科接受診療時，髖關節可能已變形。針對此情形，竹谷內院長指出：「晚上有時感到疼痛，或有持續感到疼痛的情況出現，而因為疼痛變得無法保持端正的姿勢，這時就會形成駝背，無法長時間站立，也無法好好走路。」

走路的方式可能會造成膝蓋疼痛

因為髖關節問題變成小碎步行走，姿勢因此變得不良，也增加膝蓋的負擔。原本就因為年齡增長等種種原因，擔任膝蓋保護墊的軟骨會一直受到磨損。因此，患有變形性膝關節病患者年年增加，這些患者在步行時，膝蓋就會感到疼痛。根據流行病學調查，推測四十歲以上男性當中有43%，女性有62%患有此症狀。竹谷內院長說：「中高年齡者或O型腿的人，因髖關節動作不良及運動不足而造成大腿股四頭肌變弱，軟骨容易磨擦。」

即使沒有感到疼痛，但無法跪坐也是一種常見的徵兆。竹谷內院長說：「膝蓋積水的症狀是由於大腿骨與軟骨之間磨擦而引起發炎，造成膝關節中有關節液囤積（醫學用語：膝關節積液），也有人因此O型腿及疼痛變得更加嚴重。」

於治療這種髖關節及膝蓋的疼痛時，可能會選用玻尿酸等藥物療法，若感到相當疼痛也可以選擇手術的方式來進行治療。竹谷內院長指出：「有很多人以運動療法來確保關節及大腿等髖關節周圍的肌肉的功能，疼痛也因此得到舒緩。不仰賴醫院，靠自己治癒髖關節和膝蓋的觀念很重要。」

菊池女士對於髖關節和膝蓋的照護，以「即使膝關節感到疼痛，從沒有感到疼痛的部位開始動一動」為信念，引導多位學員發展「自我治癒力」。

髖關節為骨盆至大腿骨的傾斜相接面

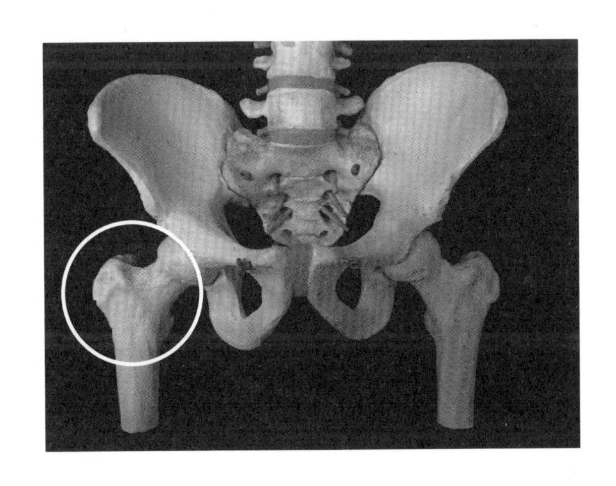

「正常的髖關節」

VS

「髖臼頂凹面過淺，造成髖關節崁合不良的髖臼發育不全」

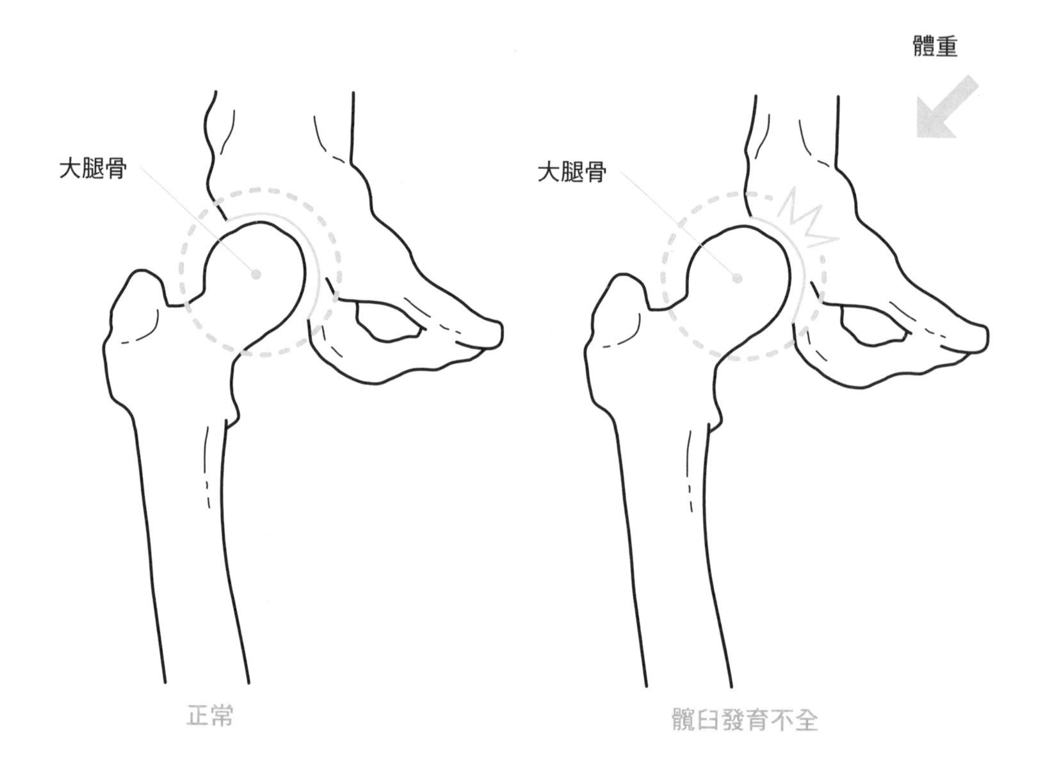

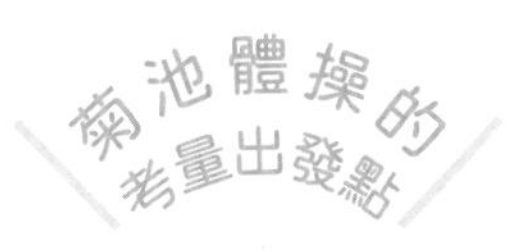

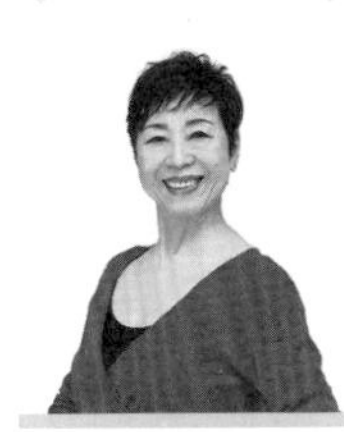

提升髖關節柔軟度，強化臀部肌肉↓鍛鍊腹肌和大腿肌肉，造就強而有力的下半身

髖關節是連接上半身與下半身之間重要的銜接點。與髖關節相關的肌肉總量，其實佔人體關節中最大比例，可說是身體的樞要地帶。

由於髖關節自骨盆往斜下方連結大腿骨，支應我們在日常生活中作各種必要動作，使我們不論站立或走路都能行動自如。形成髖關節斜面的長度、角度和厚度，如此絕妙的組合，令人十分驚嘆。光是靠左右二個重要髖關節，就能支撐上半身所有重量，包括沉重的頭部、手臂、軀幹和器官在內。

髖關節受到大腿的肌肉、腹肌、臀部肌肉的保護

在走路或跑步時，髖關節的負重會是體重的三到五倍。髖關節可以耐得住這樣的重力衝擊，因為能支撐髖關節的大量肌肉組織，如大腿前側的大腿股四頭肌、內側的內轉肌、腹肌、臀部的臀大肌等錯縱複雜的交互組成，高度發揮保護髖關節的作用。

換句話說，若這些肌肉衰弱時，髖關節的運作就會退化，造成血流不順，骨盆內的內臟和膀胱等功能也會發生障礙，男性容易罹患關於前列腺等器官的相關病症，髖關節也會感到不適和疼痛，走路和行動時自己都感到很麻煩。若讓自己的腿和腰（下半身）一直衰弱下去，就會罹患運動障礙症候群，到時就需要人員照護才行。

因此，菊池體操推動的理念就是：「對於中高年齡者來說，為了持續保持行動力，維持髖關節的柔軟度是相當重要的。」

接受過髖關節手術者也能適用的體操

雖然說如此，來我們教室上課不久的學員當中，也有不少人對於要操作全面運用髖關節的開腿張腳姿勢，及扭轉腳踝時將腳踝放在大腿上的姿勢感到相當吃力。在日常生活中，大腿根部和髖關節感到不適，有疼痛感的學員也不在少數。也有學員因部分大腿骨有血流受阻情況造成壞死，被診斷有「股骨頭（缺血性）壞死症」，困擾於髖關節的疼痛；或也有人因變形性髖關節病，單側的髖關節接受過二次手術。這些學員們都靠自己動一動大腿及髖關節周圍等，而成功消除疼痛感。後來他們反饋：「以前髖關節不太能動，上樓梯也覺得很辛苦，在我持續做菊池體操後，現在連上車站的階梯都很順利。」、「只要翹幾次課沒來，身體沒有持續活動時，就會覺得步伐變狹窄、容易摔倒，因此為了維持走路的活力，現在都堅持持續來上課。」這些學員都憑藉自己的力量，讓自己的身體狀態越來越好。

動一動平日沒有留心的部位

除此以外，有些來到我們教室的學員不好意思地說：「在來這裡之前，我從未注意髖關節。」正因為是平日都不會留意的部位，更需要確實動一動才是菊池體操的一貫原則。也許身體會發出感覺不太協調或疼痛等徵兆。當髖關節變得僵硬，流失柔軟度，膝蓋就會張開，變成O型腿的樣子，這樣就無法好好支撐脊椎，身體會歪斜，內臟也會下垂，若想要保持柔軟的髖關節，培養有朝氣和活力的身體是必備的條件。

強化臀部肌肉

髖關節的活動自如，關鍵在於臀部，因為臀部的肌肉完全和髖關節相連在一起，以支撐髖關節的柔軟度。

一旦臀部肌肉變衰弱，髖關節的活動力也會惡化，骨盆也會歪斜，同時也阻礙全身血液循環和淋巴的流通。實際上看過了很多學員的身體狀態，深切感受到對腳部有浮腫或小腿肚和膝蓋疼痛的人們來說，很少有臀部肌肉很結實的例子。當臀部下垂時，不只是外觀和姿勢不良的問題，下半身及血管也會衰弱。若能在日常生活中經常提醒自己要收緊臀部，臀部就能自然而然地往上翹，也能鍛鍊強化腹肌哦。

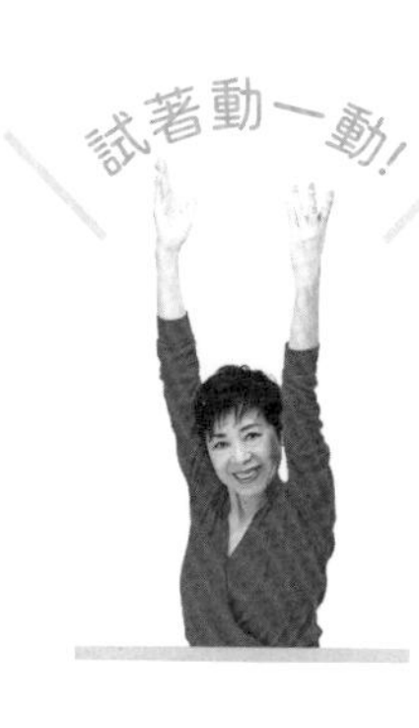

髖關節徐緩地轉大圓圈
強化四肢和下半身肌肉

能保持柔軟的髖關節最佳的體操運動就是「躺臥髖關節轉圈圈操」（請見P158）。首先仰躺下來，將單腳豎起，另一邊的腳從大腿抬起，開始慢慢在空中劃圈。請將意識集中於髖關節，膝蓋確實伸直，和緩地朝外側和內側，劃大圈。也有人在做完後的隔日髖關節周圍或大腿肌肉會感到疼痛，肌肉會感到疼痛，這是代表有好好使用到它們的證明。動作熟練以後，建議可以改成以俯躺姿勢，向後抬起腳轉圈。請好好感受與仰躺時轉圈時使用的肌肉不同這點。此外，還有「四肢活動操」（請見P160）。有如相撲選手使用四肢般的動作，可以強化下半身肌肉，包括髖關節、膝蓋周圍、整隻腳的骨頭及骨盆等部位。

在我們日常生活中，坐下時，立起腳趾點一點（P162），養成不倚靠在座椅靠背，而是伸直背肌坐著的習慣，就能鍛鍊強化髖關節。讓我們從日常生活中，培養保有柔軟度的髖關節吧！

恢復有柔軟度的髖關節

躺臥髖關節轉圈圈操

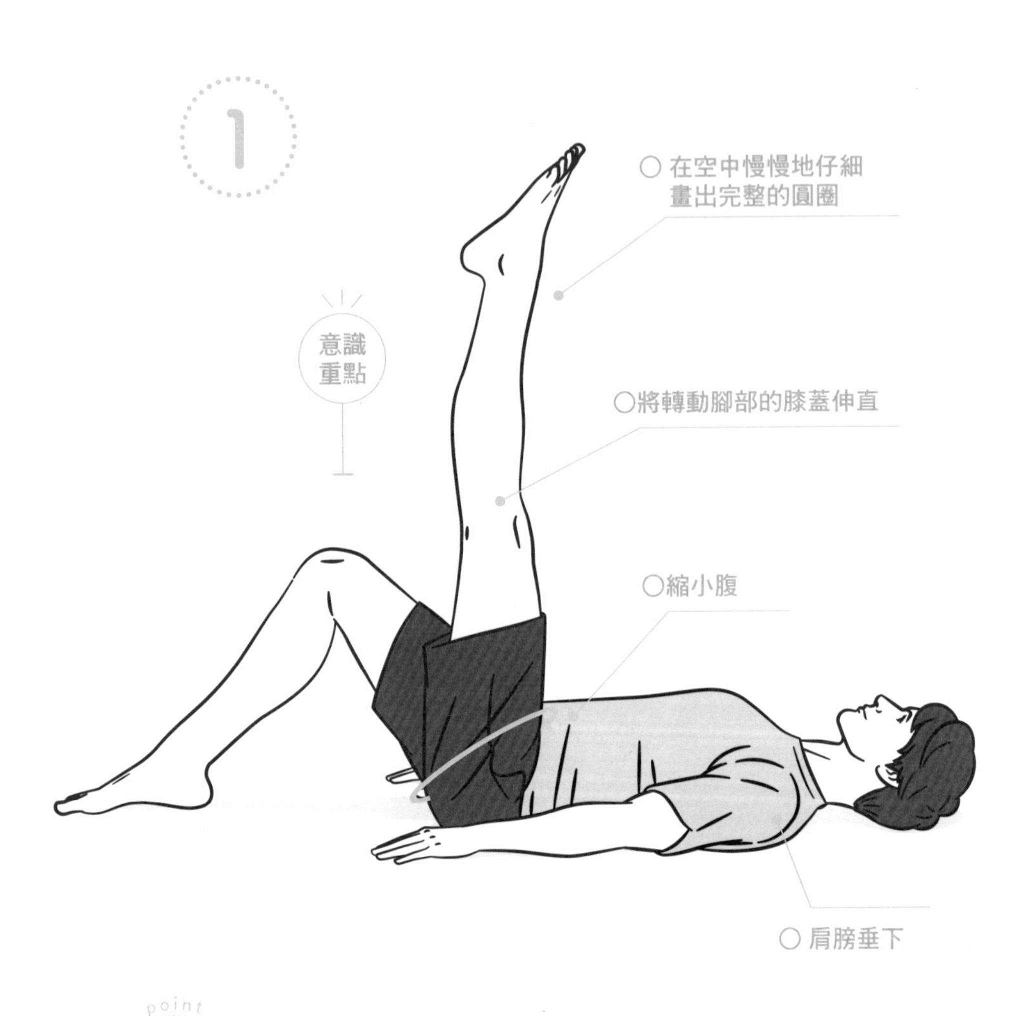

point
掌握
要領

仰躺下來，將腳從大腿抬起，從大腿根部仔細地轉出大圈。
將意識集中在髖關節，
能鍛鍊強化支撐髖關節的整片肌肉（如腹肌、臀部等部位）。

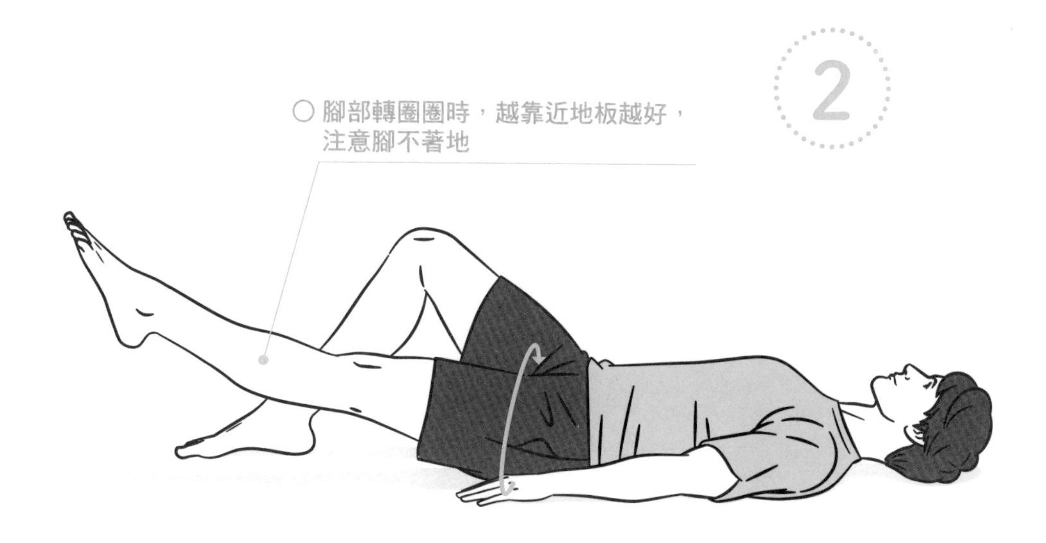

變換動作，也可以作俯躺姿勢

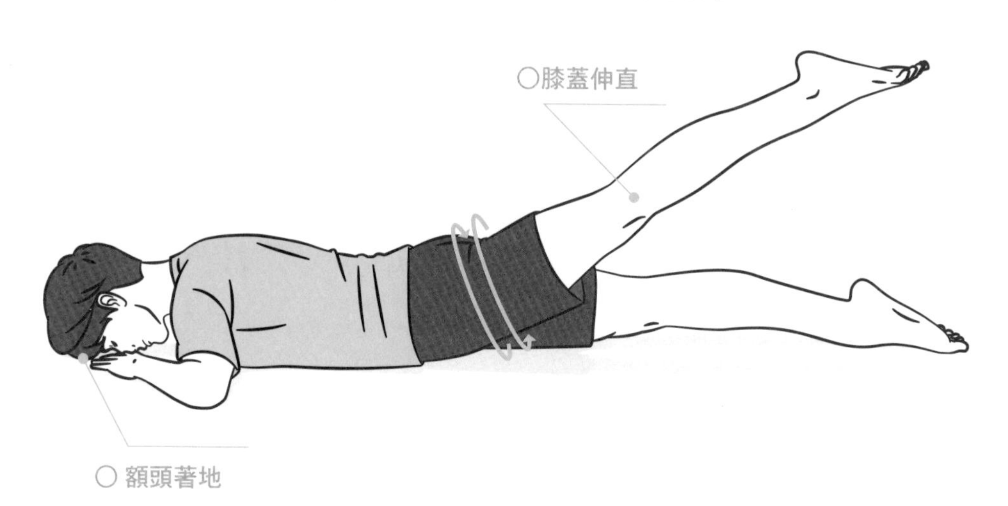

強化髖關節和臀部等下半身

四肢活動操

1
○ 雙手輕輕放在肩膀上
意識重點
○ 收緊臀部
○ 挺胸
○ 腳趾和腳底站穩地面
○腳趾與身體呈 180 度

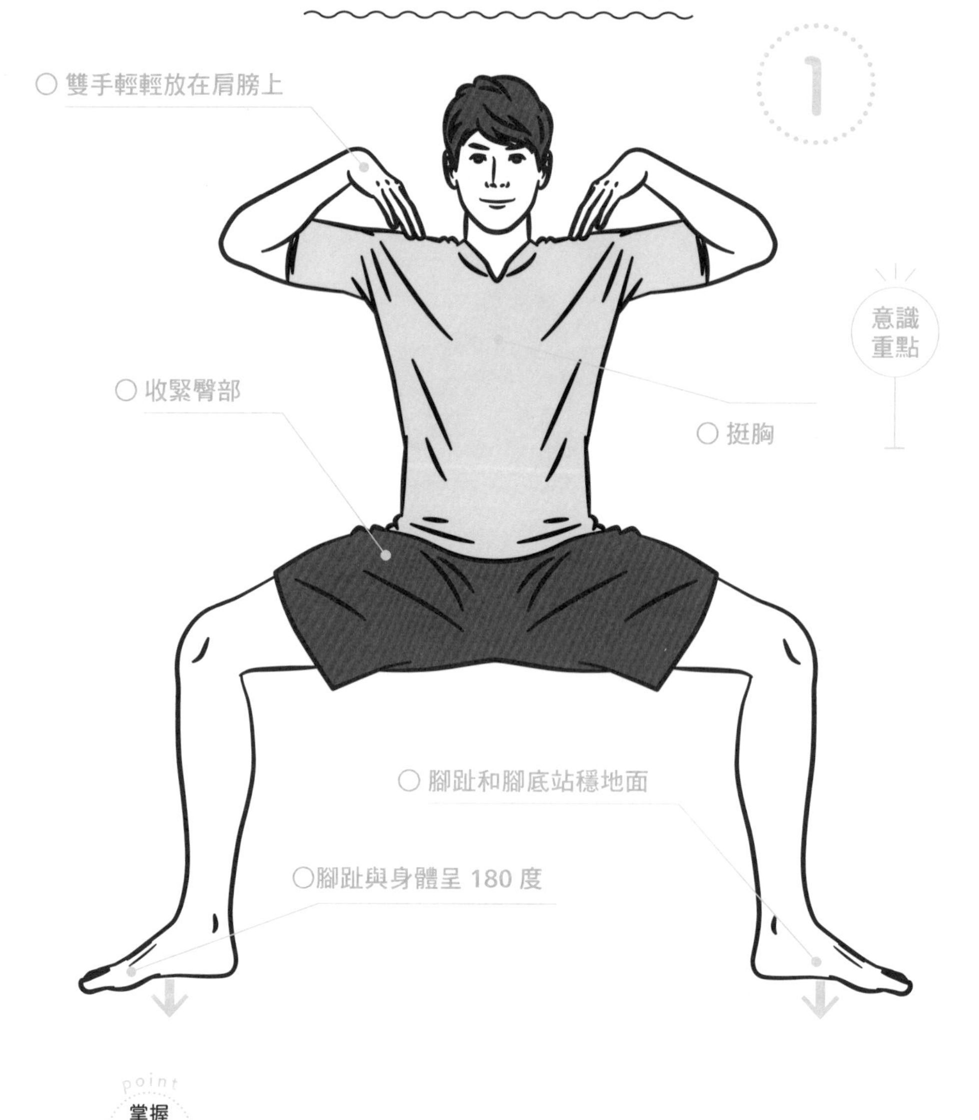

point
掌握要領

腳趾和腳底站穩，臀部往正下方蹲下。
手指輕輕放在肩膀上，這個動作很容易於取得平衡。
雖然一開始會有點搖晃，
但只要確實出力，就能停止搖晃，不用擔心。

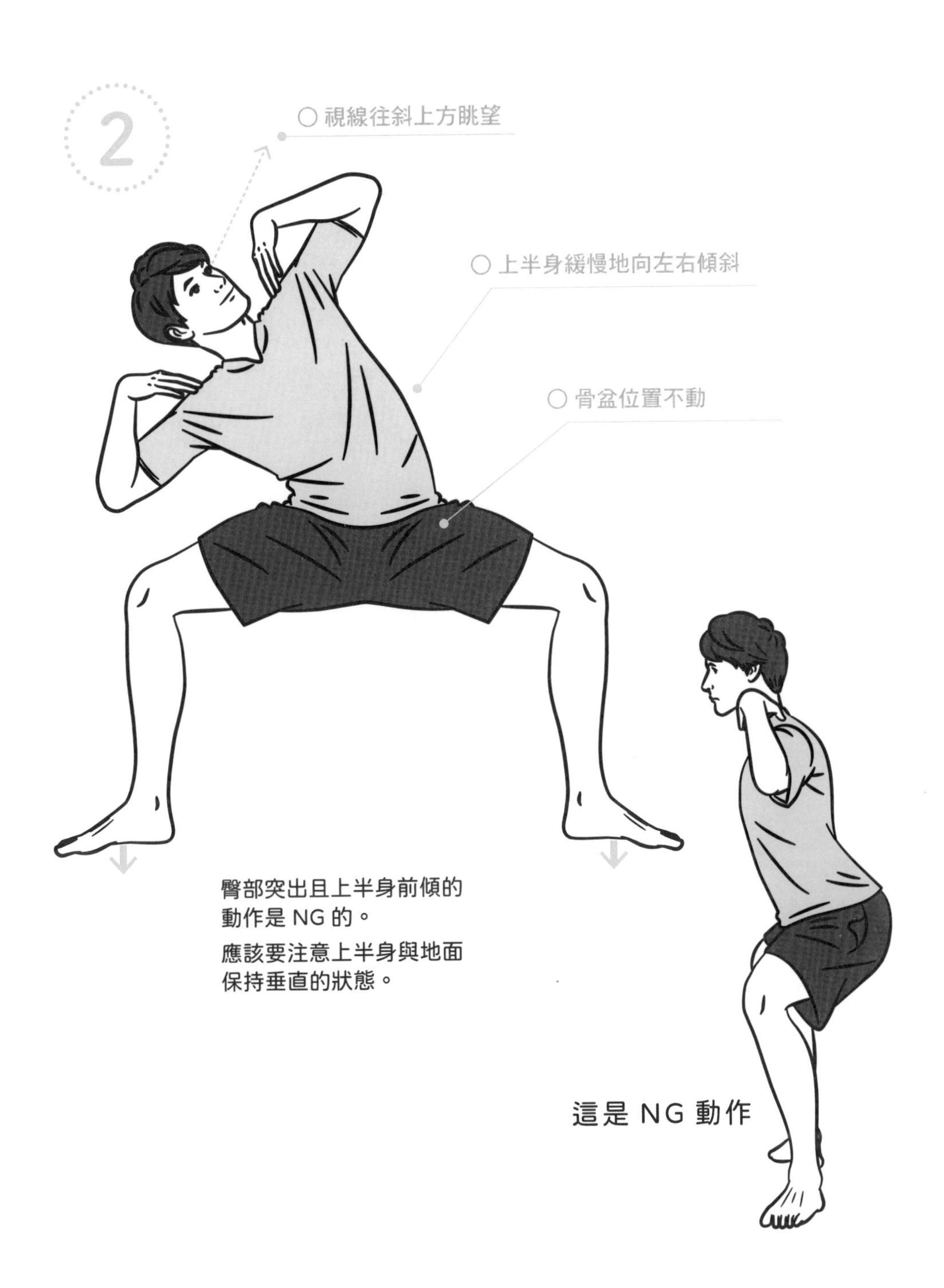
2
○ 視線往斜上方眺望
○ 上半身緩慢地向左右傾斜
○ 骨盆位置不動
臀部突出且上半身前傾的
動作是 NG 的。
應該要注意上半身與地面
保持垂直的狀態。
這是 NG 動作

改善下半身血液循環

坐椅指尖點點操

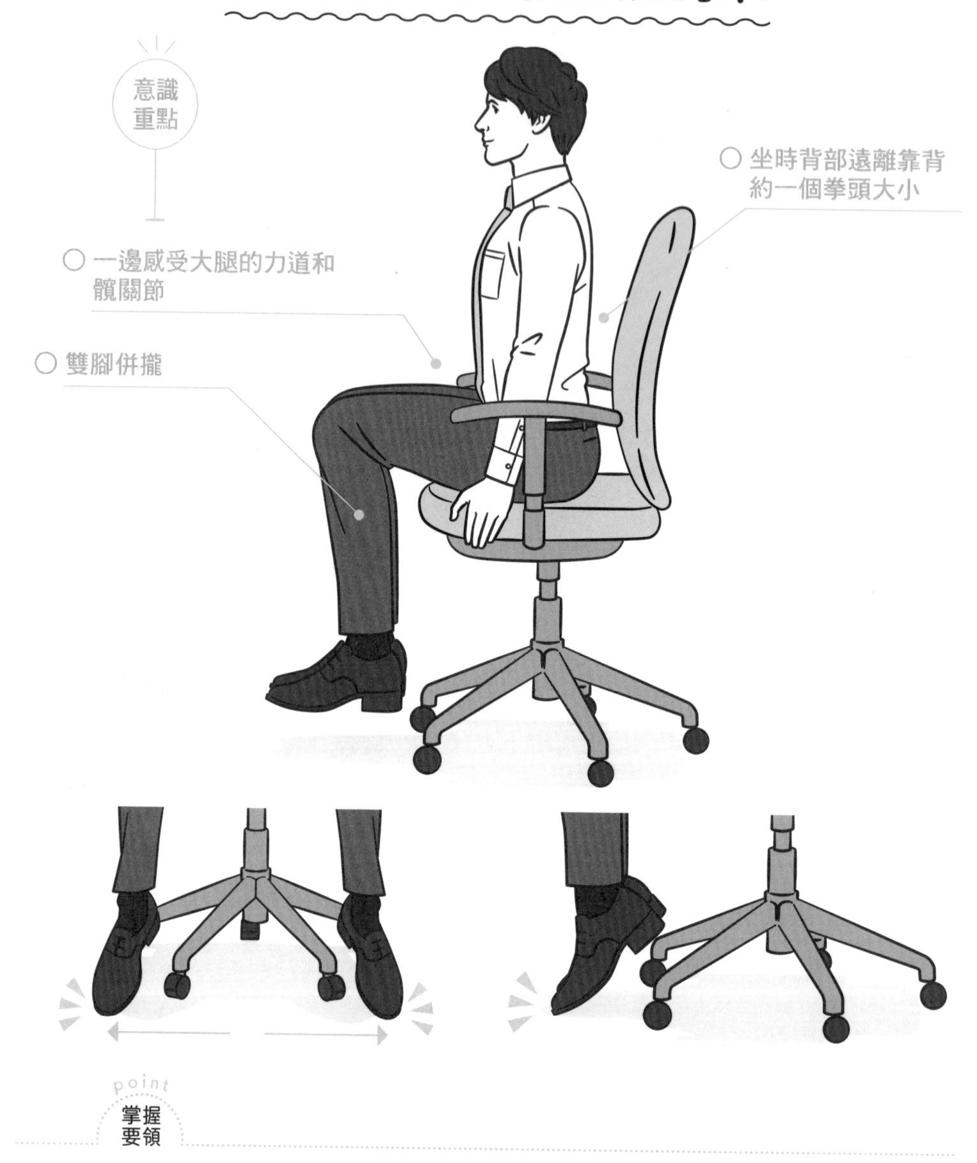

point
掌握
要領

兩手輕碰椅子座面，將大腿抬起，指尖朝地板輕點。
雙腳打開，往側邊點三次，往前和往後方向點三次指尖。
難以動作時，從單腳開始試著做也是 OK 的。

粗大血管，是身體的主幹道。當集中注意力動動身體給予刺激時，能改善血流不順問題，不再感到畏寒。

菊池語錄

醫師專欄

身心衰弱的衰弱症，注意可能會導致肌肉量減少的肌少症

超高齡化社會的日本，於二〇一八年時，後期高齡者（七十五歲以上）人口比起前期高齡者（六十五到七十四歲）人口還要來得多。預計於二〇二五年，團塊世代（日本戰後出生的第一代）會達到後期高齡者的年齡，面臨「二〇二五年問題」。

「守護後期高齡者的健康」的關鍵字為衰弱（症），原文為Frailty，指的是隨著年齡增長，身心逐漸衰弱的狀態。只要符合以下五項中的三項，就是可說為衰弱症，若符合一項者，診斷為衰弱症前兆期：（一）體重減少（二）疲勞感（三）動作緩慢（四）肌力降低（五）身體活動不足。

衰弱症會招致骨折或跌倒等，也會成為臥病在床或需要照護的原因，近年來，老年醫學領域受到關注。慶應義塾大學醫學部百壽綜合研究中心的專任講師新井康通醫師建議：「也許對勞動族群來說是言之過早，但對於七十歲以上的父母輩那一代的人們，若三個月內體重減輕5%以上，或不明原因地感到疲勞，有可能患有衰弱症，應儘早去醫

院接受診療。」

衰弱症除了身體的衰弱以外，也包括憂鬱症及失智症等精神性和心理性的衰弱，另外也涵蓋自閉或孤食化（一個人吃飯）等社會性衰弱的概念，這些症狀的重疊會影響生活品質（Quality of Life），是個棘手的病症。

身體性的衰弱是核心症狀，而其中最具代表性的就是肌肉減少的「肌少症」。肌肉的減少會造成肌力衰退，步行速度減緩，跌倒次數增加，有可能需要照護，使老年人的生活品質惡化。一旦肌肉減少，胰島素的功能會降低，血糖值控制變得更困難，身體活動也會降低，動脈硬化也會更加嚴重，導致心血管疾病的風險增高。

我想從四十歲起應注意的是肌肉減少，脂肪增加的「肌少型肥胖症」。有高血壓問題的人們，應特別注意肌肉減少的問題。

（撰文者：新村直子）

PART

9

泌尿問題

頻尿和漏尿真令人困擾！

CHECK LIST

最近您有這種經驗嗎？

○ 在去廁所途中就漏尿了
○ 小便次數過多
○ 晚上起床小便的次數超過一次
○ 有時忽然想小便，很難憋住
○ 有過忍不住漏尿的經驗

檢查表監修：抗老醫學專家、「滿尾診所」滿尾正院長

勾選三項以上者，請看下一頁。

身體的煩惱

中高年齡層者為何容易成為頻尿一族呢？

一旦步入中高年齡層，有可能上廁所小解次數變多、半夜起來上廁所的次數超過一次以上，或忽然想上廁所且尿忍不住快漏出來……，有這些排尿問題的人們不在少數。根據日本泌尿學會針對全國四十歲以上的男女為對象所作的流行病學調查（二〇〇三年），有夜間頻尿的人們估計約有四千五百萬人，有漏尿問題的約有一千萬人。以男性與女性類別來看，相對於有漏尿問題的男性約佔18％，而女性則約有二倍以上達44％。

近年來，受到注目的疾病為膀胱過動症。明明膀胱還未能積蓄到足夠的尿量，而膀胱卻任意收縮。導致因為忍不住而漏尿出來或一天去八次廁所以上，或夜間起床上廁所超過一次。有各種各樣的原因，除了上年紀造成的膀胱衰弱以外，也有可能是因為大腦、神經或脊髓等疾病所引起。

因咳嗽或打噴嚏突然漏尿

另一方面，漏尿有分以下四種類型。

①應力性尿失禁

是指因抬起重物，或因咳嗽或打噴嚏讓腹部出力而漏尿的類型。這對女性來說是最常見的。這是由於包括尿道的括約肌在內的骨盆底肌群鬆弛的關係。會因為上年紀或生產後而開始有此現象。

②急迫性尿失禁

在外出時等場合突然想小解，卻因憋不住而漏尿出來的類型。有可能因為腦血管障礙等原因，無法好好控制排尿。事實上目前原因未明，但多半是因為膀胱隨意收縮而引起的。對男性而言，有可能是因為前列腺肥大症，而女性則是因膀胱脫垂及子宮脫垂等的骨盆腔器官脫垂所引起的。

③滿溢性尿失禁

想小解時上不出來，但卻會都會漏出一點點來的類型。由於以前列腺肥大症等造成排尿障礙為前提，多半為男性有的症狀。另外也有可能是因直腸癌或子宮癌手術後，膀胱周邊神經功能發生障礙所引起。

④功能性尿失禁

明明排尿功能正常，卻因身體活動功能障礙或失智症等引起的類型。由於步行障礙，來不及去廁所，或是因為失智症關係，無法去廁所等。有必要針對包括照護及生活環境的重新檢討在內進行應對。

（出處：日本泌尿科醫學會）

在四種類型當中最多的為「①應力性尿失禁（腹壓）」與「②急迫性尿失禁」。會導致這兩種症狀的主要原因是因為骨盆底肌的鬆弛。骨盆底肌是支撐位於骨盆內的膀胱、子宮、直腸等器官的肌肉，會因為年齡增長和停經而變得衰弱。其中也有人由於肥胖造成器官變沉重，進而使骨盆底肌也跟著鬆弛。

骨盆底肌支撐著膀胱、子宮和直腸

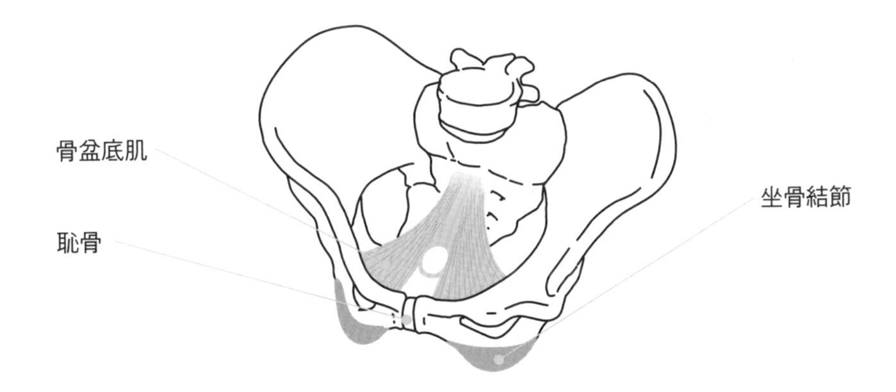

前列腺肥大也有可能導致頻尿

抗老醫學專家、「滿尾診所」滿尾院長指出：「對男性而言，除了骨盆底肌鬆弛以外，前列腺肥大也會導致頻尿等小解問題。」男性特有的器官——「前列腺」會隨年齡的增長，漸漸變得肥大，即為前列腺肥大症。前列腺由於圍繞著成為尿流通道的尿道，當尿道被前列腺壓迫時，尿液就很難從尿道排出。

順帶一提，五十歲以上的男性大約有半數都患有前列腺肥大症，而六十歲以上的男性當中則約佔六成左右。其中為良性前列腺肥大症，有必要接受治療者，佔其中的四分之一左右。

另一方面，前列腺肥大症有可能併發前列腺癌，近年來日本的患者有逐漸增加的趨勢。根據厚生勞動省於二〇一九年一月的報告中，

正常前列腺與前列腺肥大症之間的差異

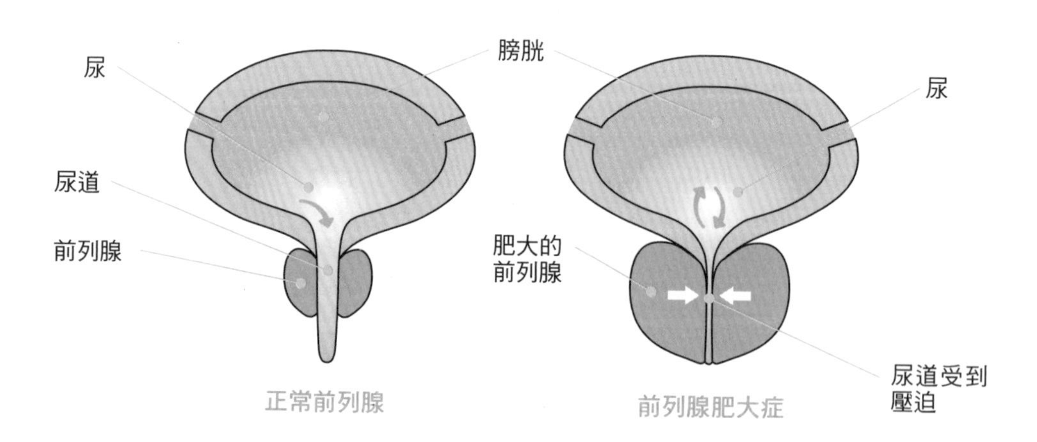

二〇一六年日本全國被診斷患有前列腺癌的患者人次約為八萬九千七百一十七人。位居男性癌症患者人數的第二名。

預計在二〇二〇年以後，前列腺癌將會成為男性癌症的第一名。

就增加的原因來看，滿尾院長說道：「有人指出是因為飲食西化的影響所致，如乳製品及牛肉攝取等。」事實上，根據厚生勞動省和國立癌症中心以四萬三千人為研究對象展開的大規模調查結果顯示，牛奶及優酪乳等乳製品的攝取量最多的實驗組中，前列腺癌的風險為攝取量最少組的一點五到一點六倍，也就是攝取越多罹癌風險就越高。滿尾院長說道：「根據前列腺排出的蛋白質，其在血液中含量檢驗的PSA檢查『前列腺特異抗原（Prostate Specific Antigen, PSA）』，可能可以早期發現前列腺癌。對於在意的人們來說，可經由健康檢查或全身體檢等方式檢查看看。」

關於導致頻尿的骨盆底肌的鬆弛和前列腺肥大的煩惱問題，能否用體操來解決問題呢？菊池和子女士說道：「對策重點在於強化腹肌和髖關節周圍的肌肉。」

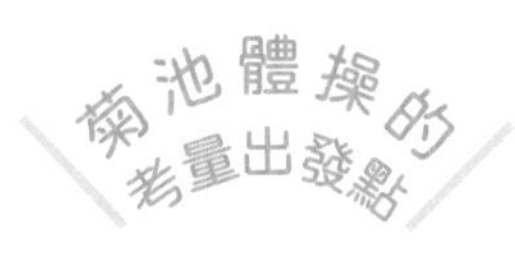

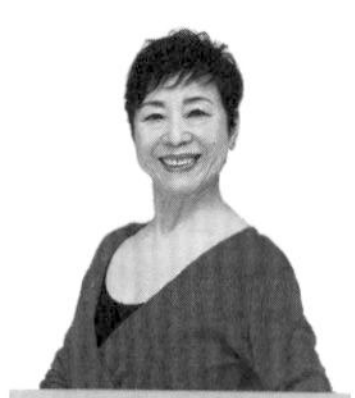

鍛鍊腹肌和髖關節周圍肌肉
↓防止內臟下垂

頻尿、漏尿等小便的問題很令人困擾吧！常聽人們說「晚上起來好幾次，都睡不著了，已經想放棄了……」、「擔心上廁所會有問題，我不敢去旅行。」如此有頻尿或漏尿問題的學員並不罕見，但自從他們來我們教室上課後，開始動一動身體，不少學員反饋：「晚上不怎麼會起來上廁所了，睡得很熟。」、「去廁所的次數減少了。」，其中也有人反饋：「我自從三十幾歲生過小孩後，就有漏尿問題，至今已二十幾年都無法解決，但在我六十幾歲開始做菊池體操後，經過二年我的漏尿問題已得到解決。」這真是令人感到開心。

我已經八十五歲了，沒有半夜起床上過廁所。以前覺得那是理所當然的。為了不會頻尿，必須有意識地讓腹肌和髖關節周圍肌肉不會變衰弱。大部分的頻尿者之所以會頻尿，不只是因為收縮膀胱控制排尿的肌肉、還包括能好好支持該功能的腹肌、骨盆底肌、髖關節周圍的肌肉也變得衰弱的關係。

腹部當中有很多器官。那些器官本身也會變衰弱，而且支撐該器官的肌肉也衰弱，對下垂的器官造成負擔，更會因為脂肪的影響，讓功能變衰退。骨盆底肌當然很重要，但不是說頻尿只要鍛鍊骨盆底肌即可，好好鍛鍊支撐內臟的腹肌和髖關節周圍的肌肉也是很重要的。

保持大腿內側的肌力

與髖關節周圍連結重要的部位則為大腿內側肌肉，即內轉肌。也許有些人不曾意識到自己的大腿內側，事實上它們是支撐頭部和脊椎，讓我們能夠挺直站立的重要的肌肉，也能有固定骨盆的作用，尤其是看似有O型腿的人需特別注意。大腿內側也

骨盆底肌，與橫隔膜和腹橫肌等一起支撐身體驅幹

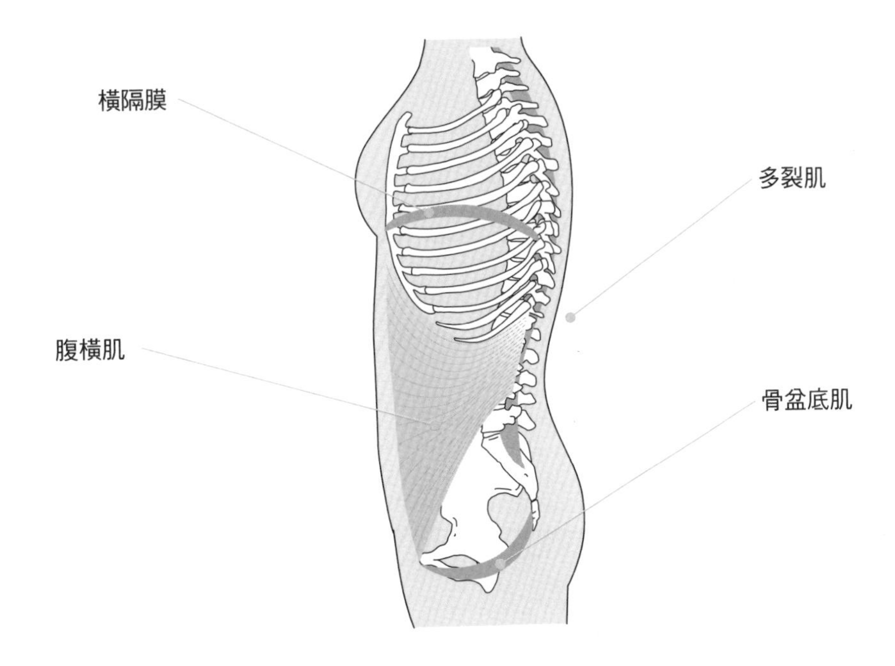

會開始衰弱。若此部位開始衰弱的話，就代表開始老化，所以是很重要的部位。針對男性的部分，若能增加大腿內側和髖關節的肌肉的柔軟度，也能預防前列腺肥大。

此外，造成頻尿問題最常見的理由是生活型態的變化，如久坐於椅子上，取代原本席地而坐後的站立動作，或經常以開車、電梯和電扶梯取代步行，在不知不覺中讓大肌肉變得衰弱。導致即使是年輕人，髖關節周圍的肌肉也變僵硬，骨盆底肌變弱的人也增多了。請將這個時代的變化謹記於心，認知自身活在一個必須從日常生活中特意動一動身體的時代。

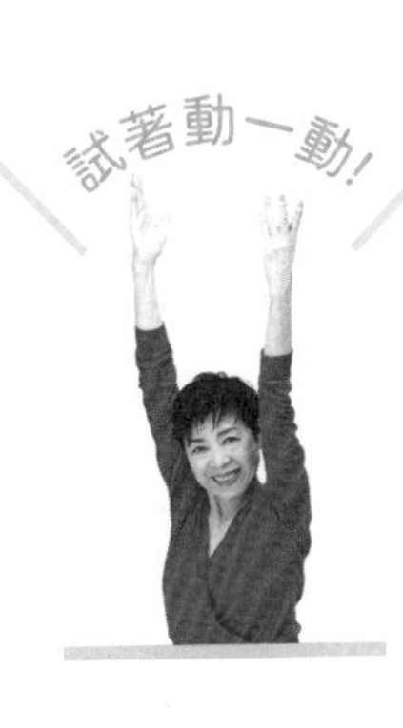

大腿內側強健有力的開腳伸展操，養成縮緊臀部的習慣

若有頻尿問題請務必試試看剛才所說的可以強化大腿內側及內轉肌的體操，就是開腳伸展操（請見 P177）。如果張開腳的動作對有些人來說很難做到也沒有關係。並非以將腳大大地張開為目的，是指在日常生活中不會做的動作。首先，坐下後在自己能力所及內張開腿，必須讓膝蓋內側貼在地面。並用手碰觸大腿內側，讓大腦感受大腿內側正在活動這件事是很重要的。

在心中想著想要使用該部位，以鍛鍊肌肉。即使一開始只能開腳三十公分也沒關係，透過使用雙腳內側的肌肉就能刺激骨盆和脊椎，並藉此調節賀爾蒙的平衡與自律神經。這些體操也很推薦給苦惱於更年期症狀的人們。

基本體操的「看著肚臍的仰臥起坐」（請見 P26）也是很重要的，因此若從平日就養成縮緊小腹，夾緊臀部的肌肉就可以鍛鍊腹肌和臀部。

以抬高內臟為目的

收緊臀部肌肉操

搭捷運請勿忘記

開會中也要如此

作菜時也要記得

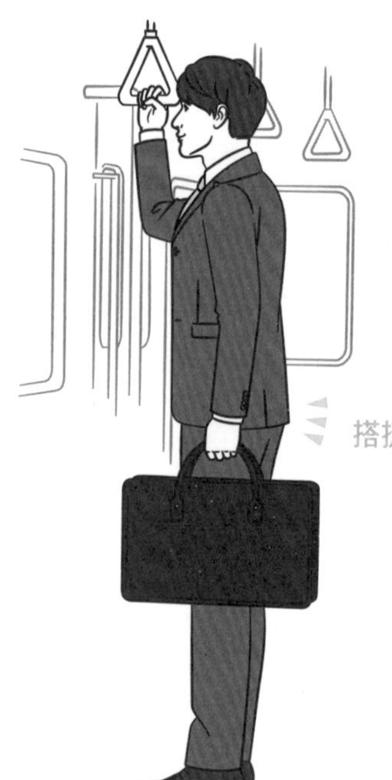

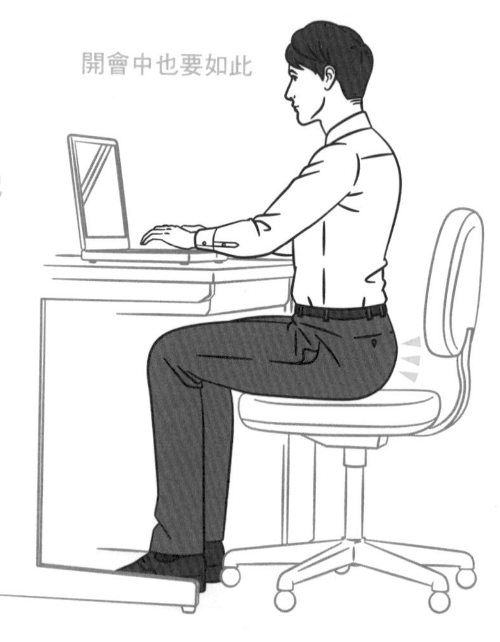

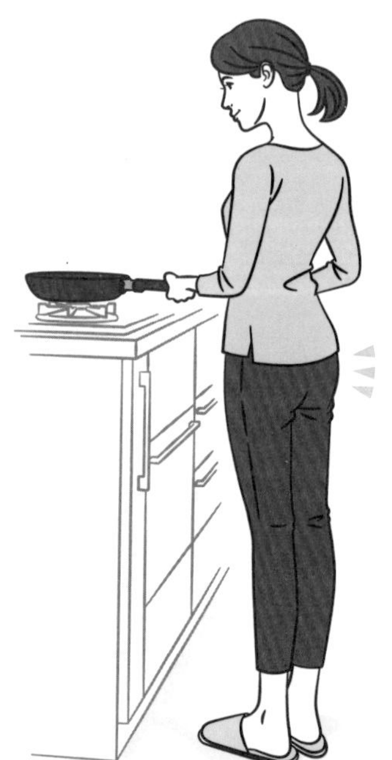

point
掌握要領

在日常生活中，當你想到時，
養成總是「收緊臀部」的習慣。

與縮小腹一樣，
請集中注意力於此部位上
再收緊臀部。

預防漏尿和前列腺肥大

開腳伸展操

1
○ 伸展背肌
○ 肩膀放鬆
意識
重點
○ 縮小腹
○ 碰觸大腿內側，
感受肌肉
一開始若有這種情形也沒關係
若因為肥胖，大腿會貼在地板上，無法好好感受到膝蓋內側時，請持續做體操，另外多注意飲食上的控制也很重要。

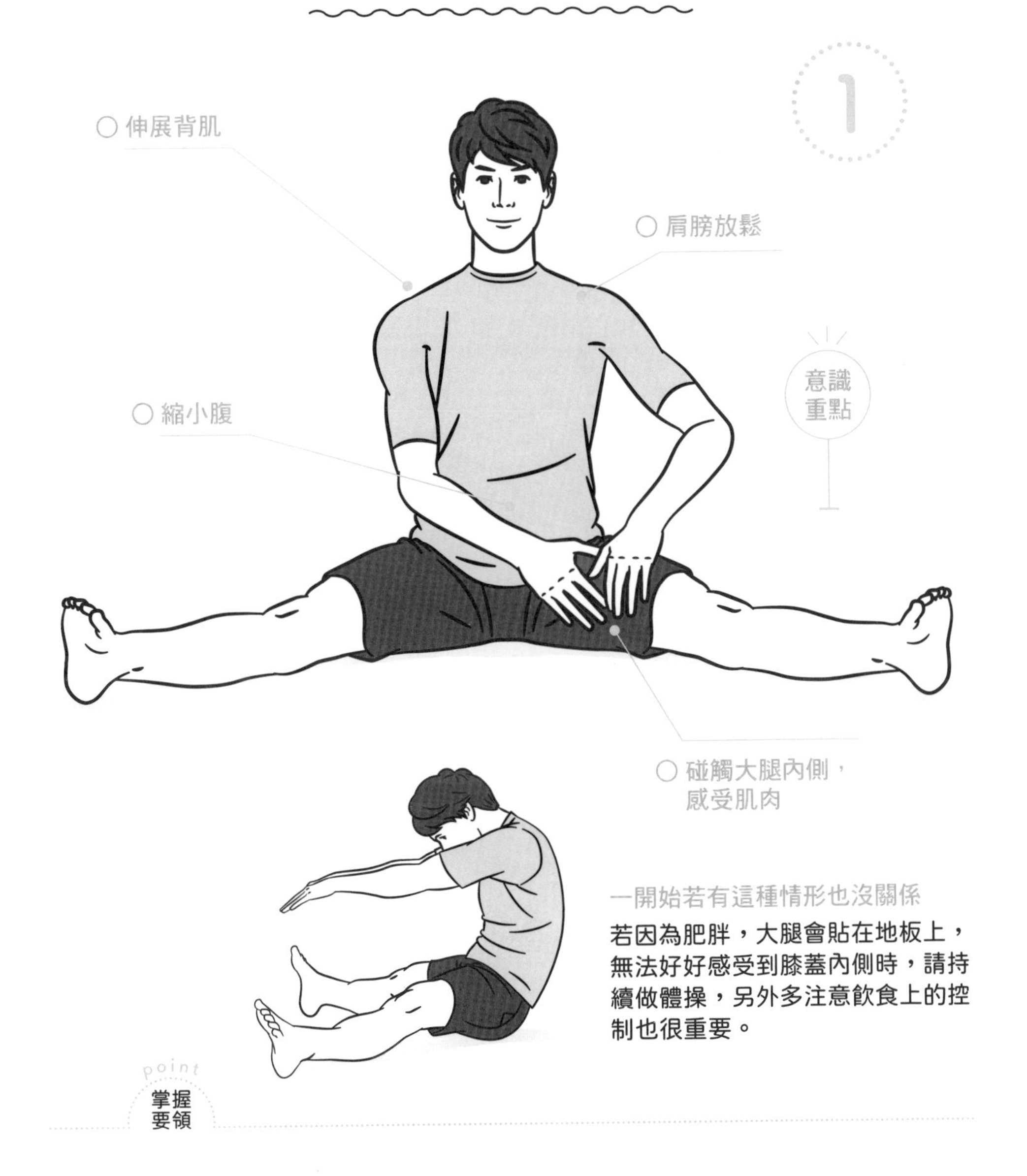

point
掌握要領

首先以自己能伸展的角度試著張開腳。
以「大腦」感受大腿內側和膝蓋內側的活動是最重要的。
沒有一定形式，請勿過於勉強自己，沉著確實的做即可。

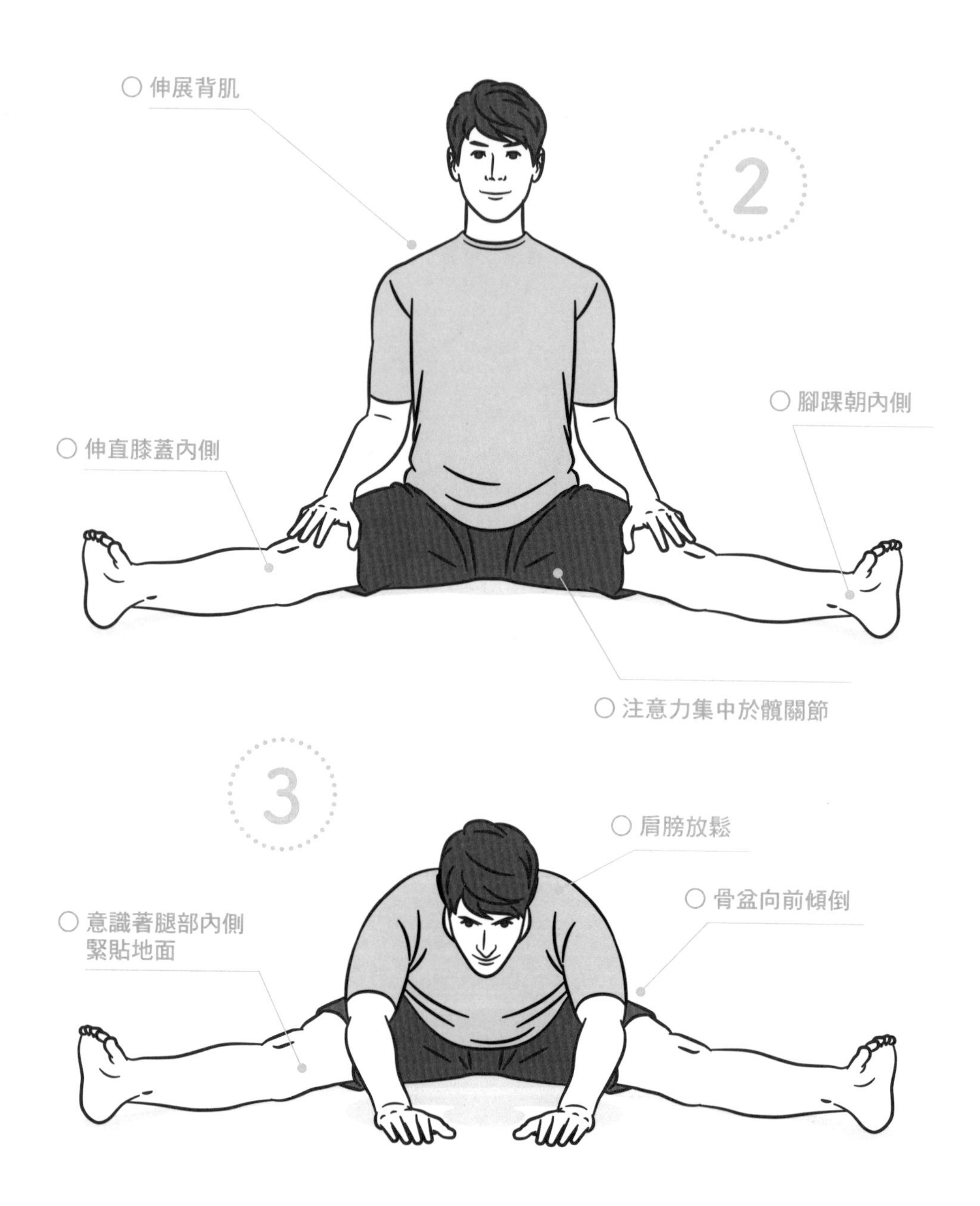
○ 伸展背肌
2
○ 腳踝朝內側
○ 伸直膝蓋內側
○ 注意力集中於髖關節
3
○ 肩膀放鬆
○ 骨盆向前傾倒
○ 意識著腿部內側
緊貼地面

鍛鍊髖關節周圍的肌肉

倚桌四肢動動操

1
○ 臉部朝向正中央
○ 肩膀放鬆
○ 腳趾往外側伸展
脫下鞋子來做
更加有效果。
意識
重點

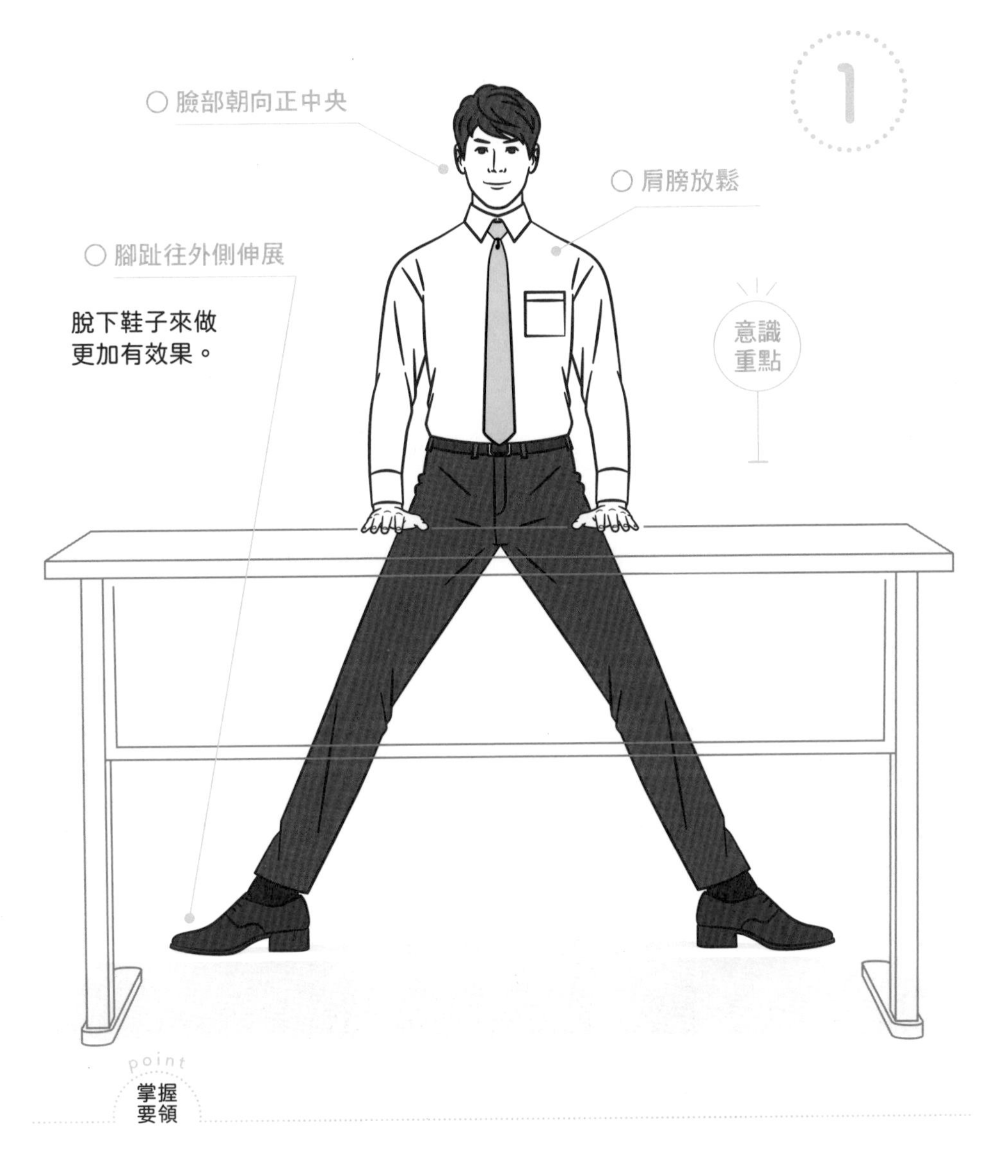

point
掌握要領

為了不變成半蹲姿勢，請將臉朝向正面，讓膝蓋頭往外慢慢彎曲，
保持動作約 10 秒鐘，感受正在使用的肌肉。
隨時意識腳底確實踏穩地面能得到更好的效果。

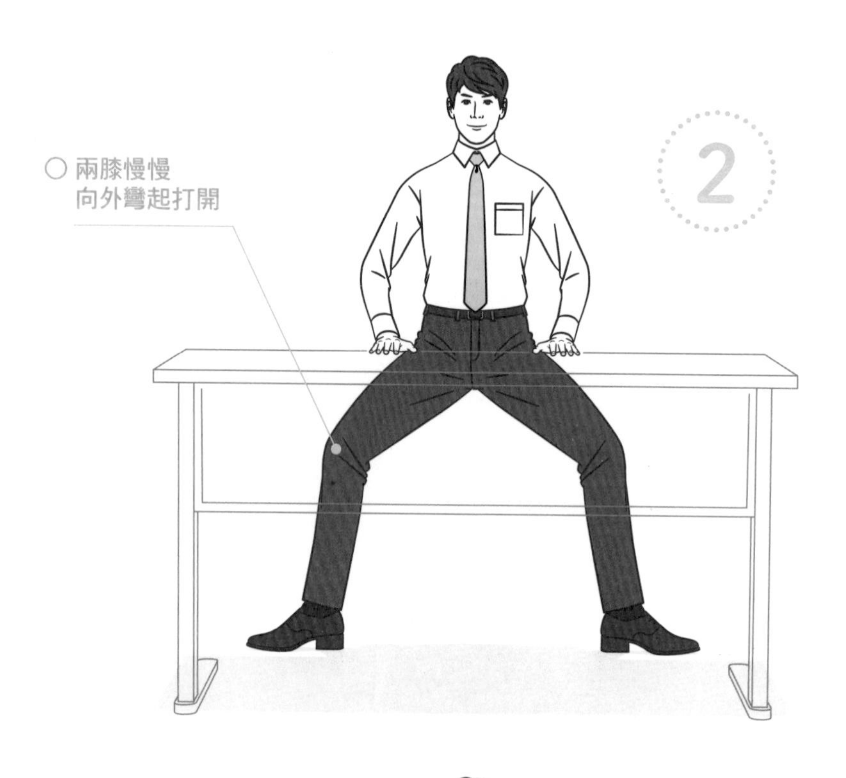
○ 兩膝慢慢
向外彎起打開
2

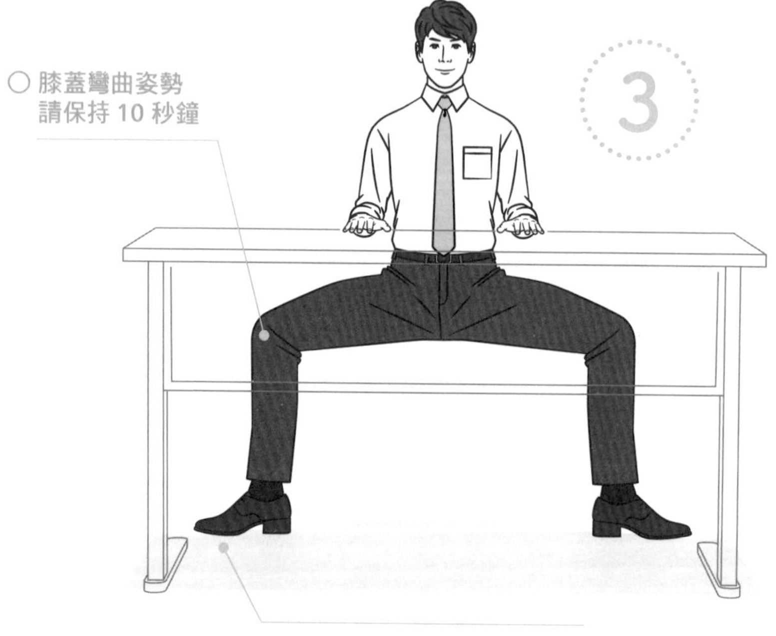
○ 膝蓋彎曲姿勢
請保持 10 秒鐘
3
○ 意識腳底要確實踏穩腳步

醫師專欄

肌肉分泌的好賀爾蒙——肌肉激素是什麼？

肌肉除了活動身體等大眾熟悉的作用以外，對賀爾蒙有專業研究的滿尾診所滿尾院長指出：「肌肉也被認定為能分泌對於身體有益的賀爾蒙之器官。」肌肉分泌的賀爾蒙有三十種以上，總稱為肌肉激素。

滿尾院長說道：「舉例來說，肌肉激素的其中之一——白血球介素-6（介白素-6）為運動後由骨骼肌分泌出來的物質，根據各種報告指出它在脂肪組織中有助於脂肪分解，對於血管有助於抑制發炎或幫助血管新生，對於胰臟有助於胰島素的分泌和糖分代謝等，在各個器官都有發揮作用。」

能夠帶來減重效果的是鳶尾素（Irisin），有助於促進白色脂肪褐變，達成熱量燃燒的效果。另一方面，也有能抑制癌症效果的肌肉激素存在。「SPARC」當發現大腸癌細胞時，能促進細胞凋亡，可望能對於大腸癌的腫瘤形成有抑制效果。

根據二〇一八年名古屋大學進行的白老鼠實驗的研究，得出肌聯素（Myonectin）這個肌肉激素可能可以預防心肌梗塞等心臟病的結果。據研究指出，經過有氧運動能使肌聯素的血中濃度提升，有抗發炎的作用，能改善心肌缺氧（無法輸送足夠的血液至心肌）的狀態，得以保護白老鼠的心臟。

事實上，身體不活動（Physical Inactivity）目前已形成世界性的健康課題。於二〇一二年七月，知名醫學雜誌《刺胳針（The Lancet）》在身體活動特刊中，報導目前每年全世界約有五百三十萬人因身體活動不足而死亡，該影響足以與抽菸和肥胖匹敵，而且是全球性大流行中。

在這個時代中，運動時使用肌肉的益處和身體不活動帶來的負面影響越來越明朗化，滿尾院長評論：「以適度強度好好動一動身體，對於抗老化來說也是必要的。」

（撰文者 新村直子）

PART

10

健忘症

這種健忘情形是否有點嚴重？

CHECK LIST

最近您有這種經驗嗎？

○ 有過忘記眼鏡或鑰匙等東西放在哪裡的經驗

○ 搞錯會議時間的次數增加

○ 周遭的人曾跟你說過「一直聽你重覆講一樣的事情」

○ 有時會忘記電子產品的使用方式

○ 常忘記正想要講的話是什麼

檢查表監修：工藤千秋腦神經外科診所 工藤千秋院長

勾選三項以上者，請看下一頁。

勞動人口也有需要預防失智症嗎？

前頁的檢查表有幾項是讓你驚訝的項目呢？也許有很多人會認為「誰都會忘記帶東西，說要預防失智症，還太早吧！」不過根據厚生勞動省作的流行病學調查（二〇〇九年發表）顯示，未滿六十五歲的人們當中患有年輕型（舊稱早發性）失智症（Young / Early Onset Dementia）的平均年齡為五十一點三歲。男性患者比女性患者還要多，大約有三成的人未滿五十歲就發病。對於認為自己還是幹勁十足的勞動人口來說，這件事絕非與自己無關。

患有年輕失智症的人們會開始懷疑「莫非自己患有失智症？」的起因的第一名為「越來越健忘」（回答者約有60%，複數作答）。然而，其他排行前幾名的回答選項如下所示：「常在職場或家中犯錯」（34%）、「對任何事都提不起勁」（30%）、「容易發怒」（21%），都是無法立即聯想到是因失智症而造成的現象。

感覺神經得以復甦

會罹患年輕型失智症的原因多半因為有疾病隱藏其中。以下圓餅圖是病因的詳細內容。其中最多為腦梗塞、腦中風、腦溢血等原因引起的「血管性失智症」，這類型的失智症會慢慢喪失記憶力和判斷力，失去計劃事物的能力，有如此的症狀出現的病症，稱為「阿茲海默症」。

前述提及的兩個症

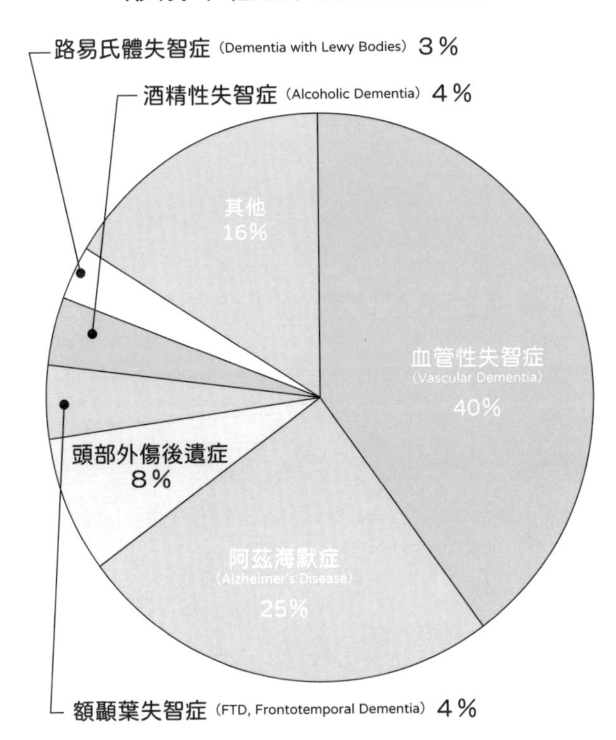

出處：2015 年厚生勞動省老人保健健康增進等事業「年輕型失智症照護指南」修訂版

狀，都是成為罹患高血壓、肥胖、糖尿病等文明病的風險因子。尤其是糖尿病，匯整各家研究的綜合分析論文也指出，也會有罹患血管性失智症、阿茲海默症的風險。有開設健忘症門診，專精於失智症治療的工藤千秋腦神經外科診所的工藤千秋院長說道：「在預防早發性失智症時，首先必須先好好注意預防糖尿病等文明病是非常重要的。」

到目前為止，有一說理論根據深厚，認為失智症是因一種蛋白質－β類澱粉蛋白質斑塊的堆積所造成，近年來有研究指出，當髓磷脂（myelin，如下圖所示，就像包覆神經的電線保護套）受損時，神經會衰弱，資訊無法正確傳遞，這就是所謂的「髓磷脂假說」。當髓磷脂斷裂受損時，感覺神經也會衰退，眼睛和耳朵等接

神經傳導上不可或缺的「髓磷脂」的構造

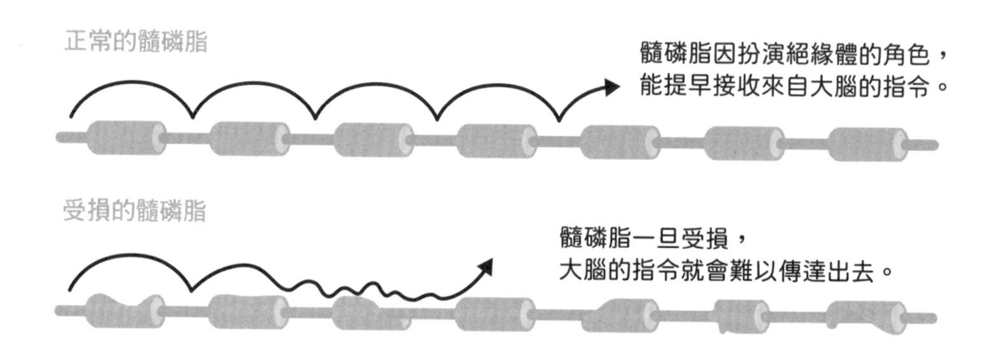

收的資訊無法好好地傳達至大腦。結果，造成認知功能越來越衰退的假設。

當人們罹患失智症時，味覺和聽覺等五感會鈍化的情形相當常見。就某種意義而言，對於勞動人口如商務人士來說，五感的鈍化情形可能會漸漸走向惡化。

「大多數人都帶著相同的通勤公事包，以相同交通工具通勤，在相同桌椅上以相同的姿勢來工作，身體活動的場所也易受限，恐怕會造成感覺神經的衰弱。」然而，針對髓磷脂假說，也是有補救的方法。根據工藤院長的說法：「事實上人體當中，平日不常活動的部位上，有很多沉睡的感覺神經。只要有意識的讓這些部位動一動，就能加速全身的感覺神經訊息的傳導，有可能幫助髓磷脂的復甦。」例如，步行時，若能一邊意識著「確實運用到腳趾」，一邊走路的話，透過感覺神經，腳趾和腳底踩踏於地面的訊息能確實傳導至腦部。透過動作的反覆進行，能夠刺激到感覺神經，也有助於保護認知功能。

菊池和子女士於五十年以前，便主張以「聯結大腦和身體」作為體操的特性，現在就來看看她對健忘症的想法。

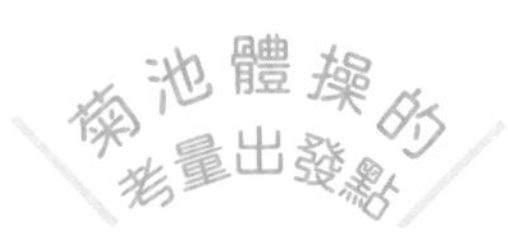

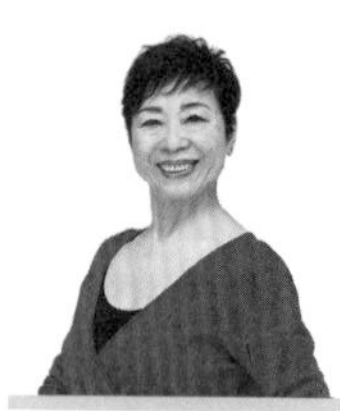

全身動一動，經常感受自我↓五感運作，腦部和神經都不會衰弱

當健忘及認知功能更加衰退時，可能無法想起時間和地點，也無法辨識自己和他人。我都會跟來我們教室的學員說：「請經常注意自己身體的狀況哦！」透過有意識的活動身體各部位，持續動一動，既能夠改善健忘，也能夠預防忘記自己是誰的這種情況發生。

有意識的活動對連結大腦與身體相當重要。如我最近在復健現場中所說的一樣，有意識的活動身體部位與沒有意識的活動相比，復健的效果天差地遠。大腦是身體的司令塔，我認為有意識的活動身體，更容易給予大腦刺激，也更能接收到來自大腦的指令。

實際上，在菊池體操教室中，有學員表示：「五十六歲以後，健忘越來越嚴重，工作上也容易出錯，但自從開始做體操半年後，一切情況都得到改善了。」（六十歲，男性）除了改善健忘之外，還有其他例如大腦和神經的毛病，或帕金森氏症等，「原本手會顫抖，腳步也很踉蹌，後來持續每週固定三次去教室做體操，原本瘦銷的身體開始長出肌肉，即使沒有人同行照護自己也能好好走路了。」（六十五歲，女性），我們收到相當多這樣的反饋意見。

並非在下意識而是有意識地使用大腦活動肌肉，使腦部和身體相互刺激，能夠活化神經和腦部。

手是突出於身體表面的大腦

菊池體操創立於五十多年前，那時為了學習身體的構造，閱讀很多醫學書籍，也去採訪醫師。那時得知有位美國裔加拿大籍的腦神經外科醫師「懷爾德．潘菲爾德（Wilder Penfield）」，他發明了大腦軀體感覺區功能對應圖（人類體感覺皮質圖譜）。潘菲爾德將癌症患者切開的腦部植入電極，給予患者大腦電刺激後，觀察患者的反應後製作出如 P190 的大腦地圖，能夠知道大腦的哪個區塊對應到身體的哪個部位。

看了這個地圖以後，可以了解到身體當中，手、腳和臉部都是刺激腦部重要的器官。特別明顯的是手和手指。「手是突出於身體表面的大腦」，雖然如此，由於手部常在下意識（無意識）中使用，也許很多人都沒有感知到手部帶來的便利是多麼珍貴的一件事。

因此，透過感覺神經與大腦緊密連結的整個手部，好好集中注意力於一根根手指上加以動一動，對於維護大腦的運作來說，是相當重要的。若有人近來無法打開瓶蓋、容易掉東西、握力變弱，請務必特別注意，這代表的不只是手和手指的力量衰退，而是代表掌管此處的大腦也衰退了。

刺激感覺神經集中的臉部

前述中提及透過潘菲爾德的大腦地圖與皮質小人（體感小人；Homunculus）可以了解到，以透過感覺神經刺來激腦部而言，臉部也是重要的部位。有看過連續劇中對昏迷的人拍打他們的臉部的場景吧。若就腦神經學領域思考的話，這也許是相當合理的行為。

雖沒必要非動到臉部肌肉不可，但每日刺激臉部是

大腦地圖

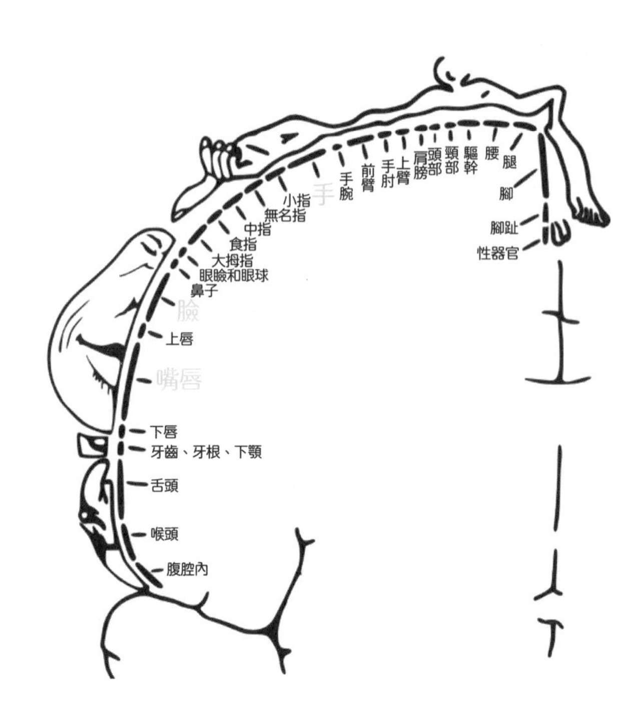

腦神經外科醫師懷爾德．潘菲爾德（Wilder Penfield）所發明的地圖。

當為了治療癲癇進行開腦手術時，在大腦內植入電極，以刺激大腦。觀察電刺激和患者的反應，找出大腦部位與其相連的身體部位的相應關係。

出處：
田潔．潘菲爾德醫師（Dr. Wilder Graves Penfield）腦科學辭典。
http：//bsd.neuroinf.jp/wiki/wilder.graves.penfield,2016

很重要的。臉部是耳朵、口鼻等感覺器官集合的部位，若能確實刺激臉部，也能進而活化大腦。

尤其是對於食物的咀嚼力，能直接刺激大腦，是相當重要的。許多人討論的「口腔衰弱症（Oral Frailty）」，因口腔功能衰退而造成輸送至大腦的血流減少（腦供血不足），被認為是患有失智症的危險群。我個人在平日飲食中，會留心儘量挑選堅硬的食物來咀嚼，以維持咀嚼力。

除此之外，還有另一個我每天必做的一件事是，牙齦和口腔的按摩。以食指刺激牙齦各個角落，並用力　開兩頰的肌肉內側加以按摩。如此一來，睡覺時沒有用到的全臉肌肉就能好好復甦過來，感到很舒服。發音及說話都變得流暢，且頭腦清醒，感到神清氣爽。

皮質小人（體感小人；Homunculus）

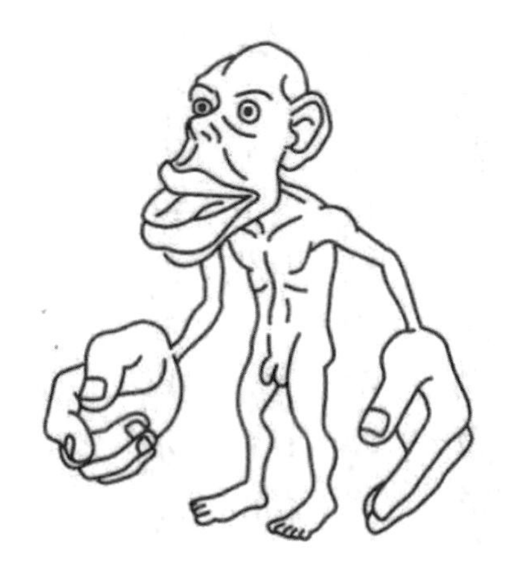

基於潘菲爾德醫師發明的大腦地圖，以 3D 方式重新描繪的模型。變形的臉和手等身體的部位的大小，是以掌管該部位的大腦皮質面積作為比例而作出的模型。

出處：《90 秒揉臉操，老化神經也能變年輕：日本名醫教你每天揉揉臉，讓身體遠離病痛，三高、失智、糖尿病也能痊癒。》灌溉者出版社（原文：脳神経外科医が教える病気にならない神経クリーニング）（工藤千秋醫師著　Sunmark 出版社）

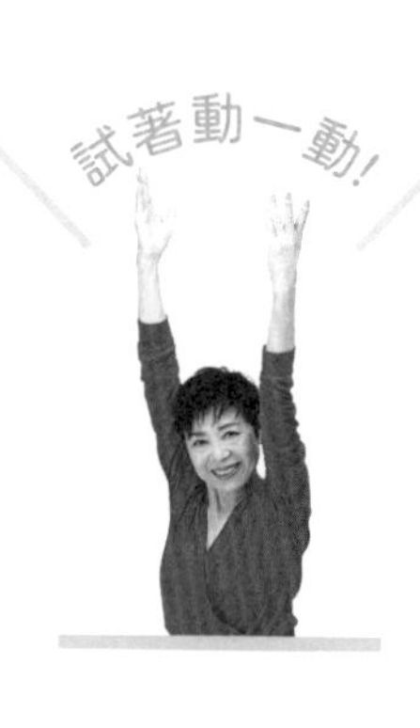

手指和腳趾崁合相握 由耳朵、臉部和牙齦清醒腦部

本篇來為各位介紹有效刺激手部和臉部的體操。

首先，先介紹將手指和腳趾崁合緊握，加以刺激的體操（請參見P193）。由於一根根手指都各自與大腦相連，集中注意力於一根根手指上，然後指間大幅度地張開加以刺激，讓手指和腳趾緊緊握合。重覆持續這個動作，能有助於培養大腦與身體相連結的感覺。不只是握合，只要持續作基本的腳踝扭扭操，可以提升小腿肚的泵浦功能，並能刺激整個下半身，更加能活化腦部。

另外，耳朵除了有聆聽功能以外，也有平衡身體的作用，為平常不怎麼碰觸和不怎麼動到的部位。透過刺激這部位，可以促進淋巴循環，排出老廢物質，也能舒緩因過度使用電腦及手機而造成的眼睛疲勞，請務必試看看。

身體與大腦緊密相連

手指 & 腳趾握合操

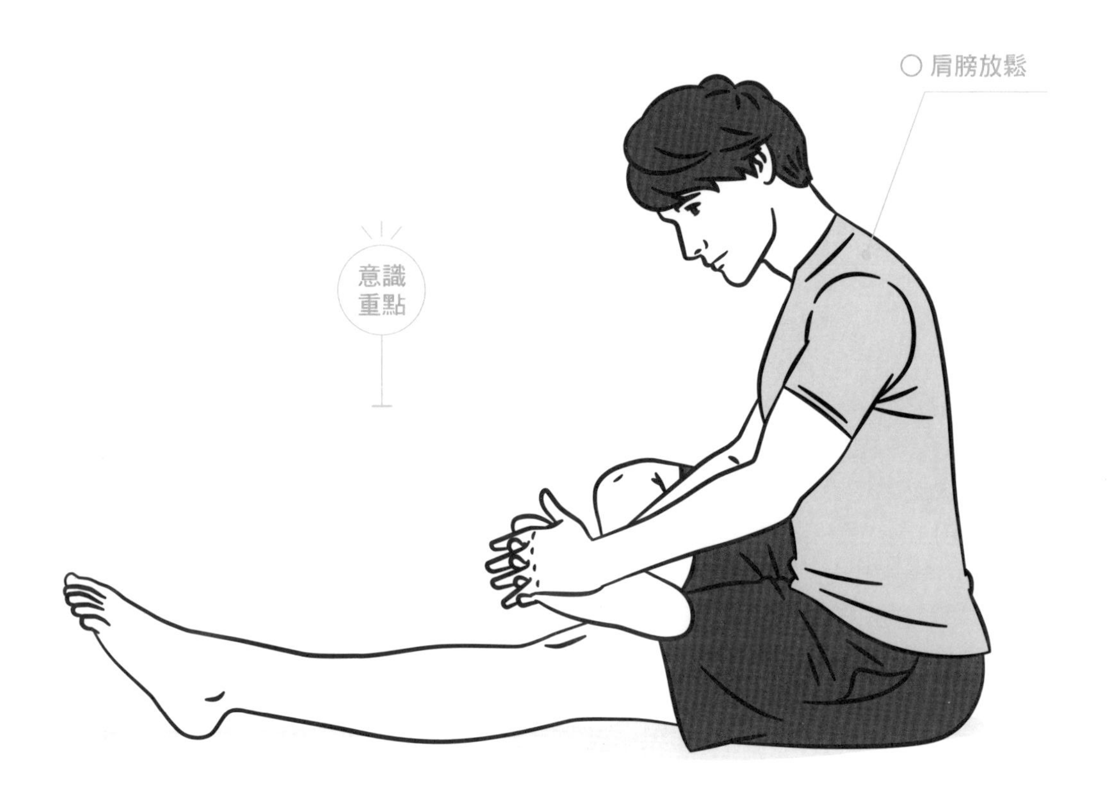

point
掌握
要領

將手指與腳趾根部緊密崁合，先用腳趾握住手指後，再用手指反握腳趾。
透過用眼看著動作以及以手的觸摸，確認每一根手指都有施力，
藉以培養大腦與身體相連的感覺。

身體與大腦緊密相連

手指＆腳趾握合操

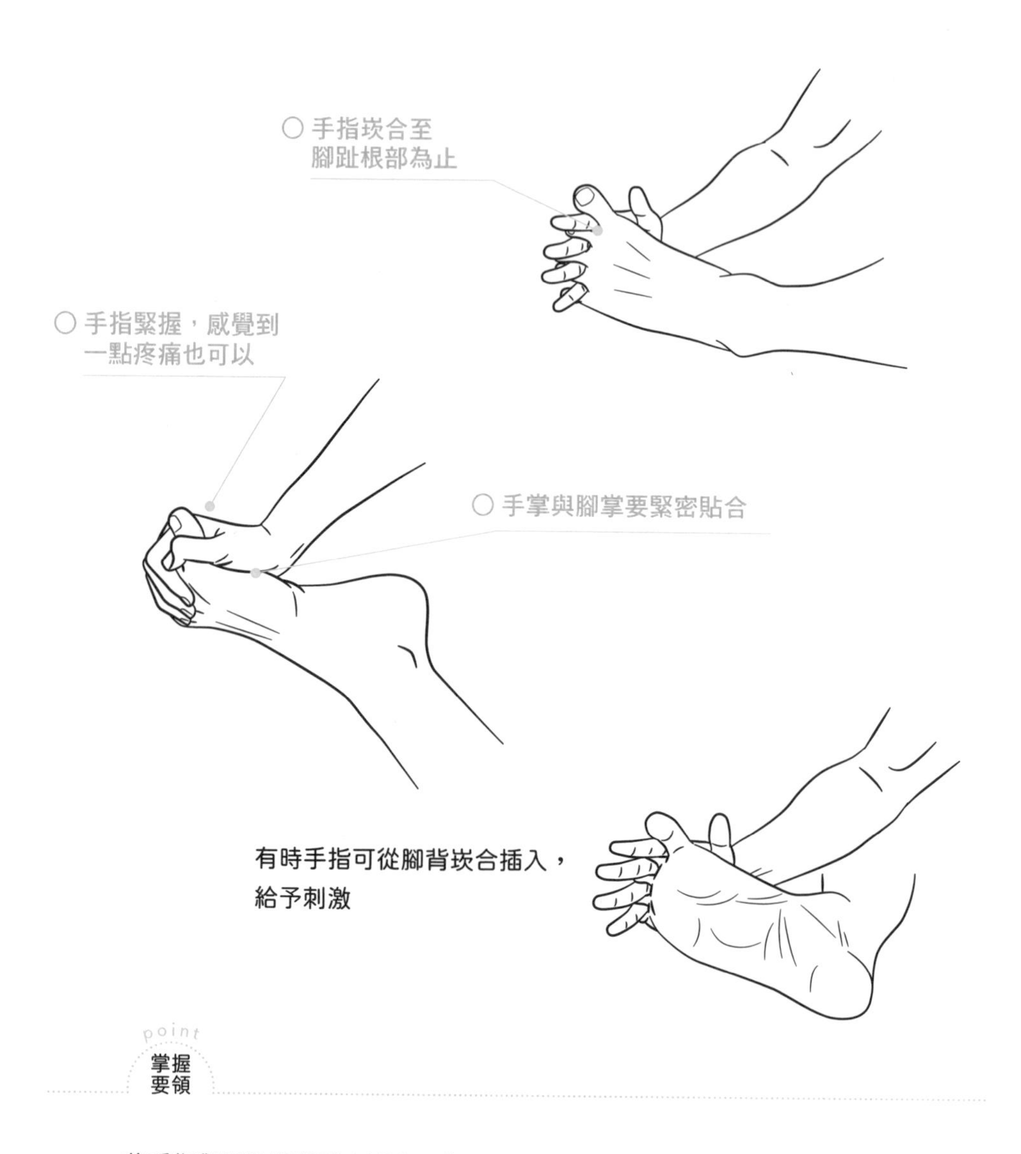

point
掌握
要領

將手指與腳趾根部緊密崁合，先用腳趾握住手指後，再用手指反握腳趾。
透過用眼看著動作以及以手的觸摸，確認每一根手指都有施力，
藉以培養大腦與身體相連的感覺。

過度使用手機造成眼睛和大腦都很疲累

耳朵拉拉揉轉操

意識重點

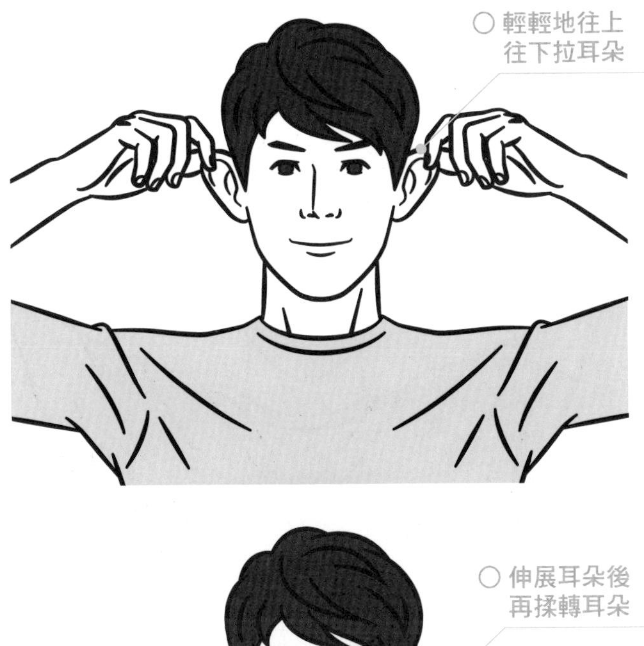

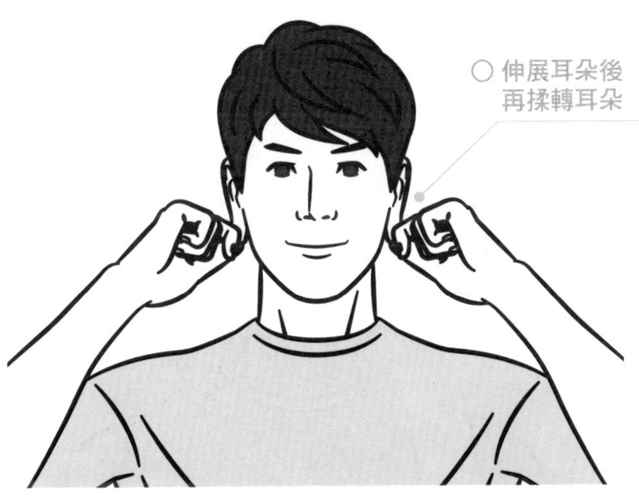

point 掌握要領

分別拉起朵耳上下部位，進行一次呼吸。
握著耳朵正中央從上到下揉轉後，再以反方向揉轉一次。
請注意要一邊縮小腹。在會議後感到疲勞時進行，
恢復元氣的效果佳，此外還要注意肩膀放鬆。

同時刺激與大腦相連結的臉部和手指

頭皮 & 臉部按摩操

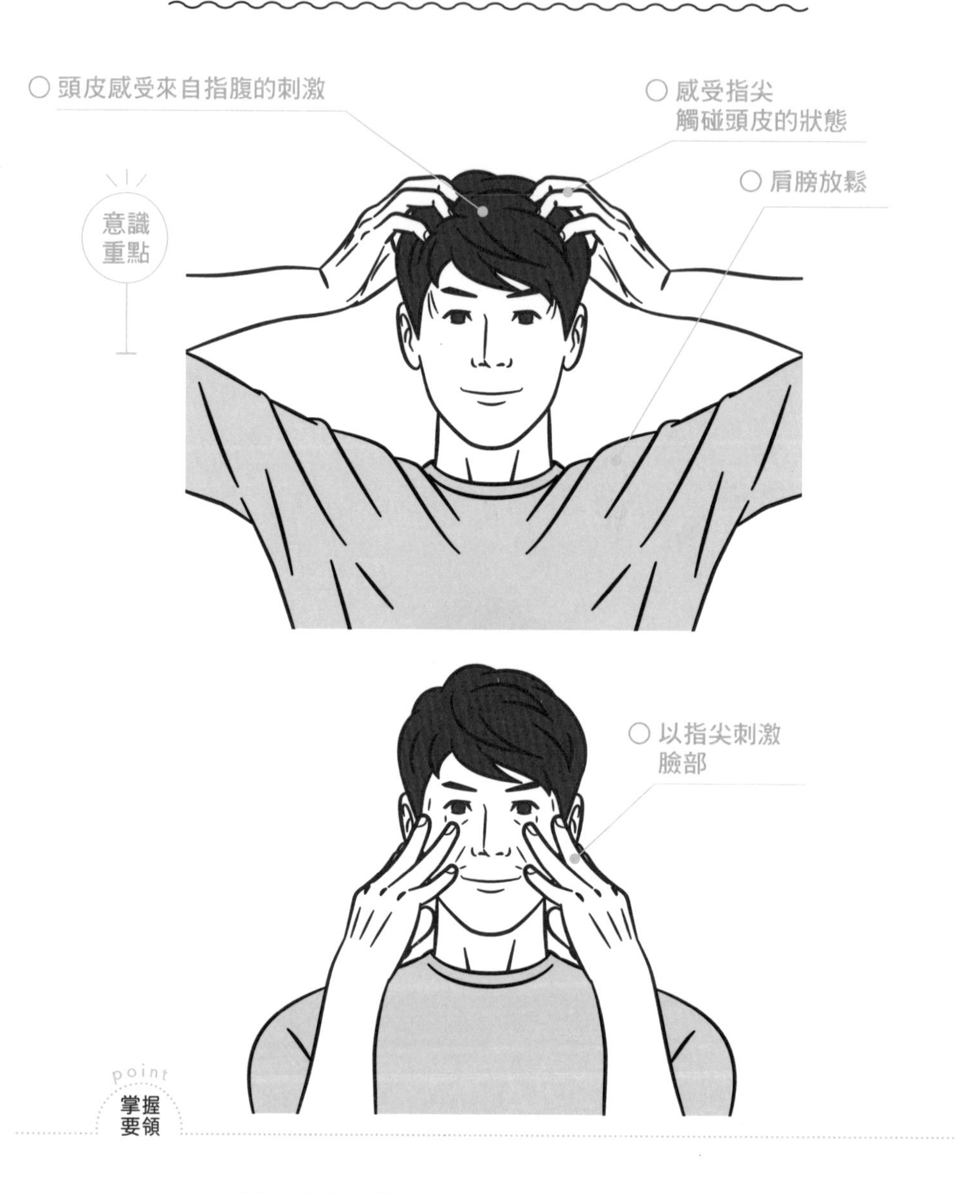

用指尖仔細觸摸以刺激接近大腦的頭部和臉部，
可以舒緩頭皮的緊繃，也能促進大腦血液循環。
建議可以用雙手觸摸眼瞼後，瞬間移開。

大腦煥然一新並改善血液循環

牙齦按摩操

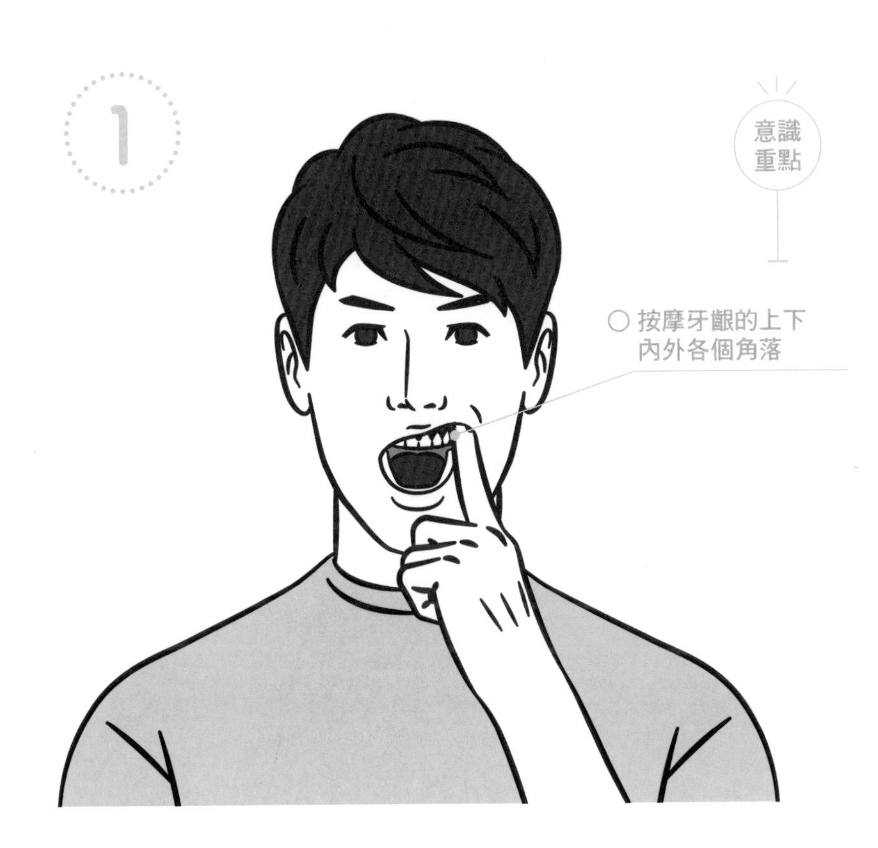

大腦煥然一新並改善血液循環

牙齦按摩操

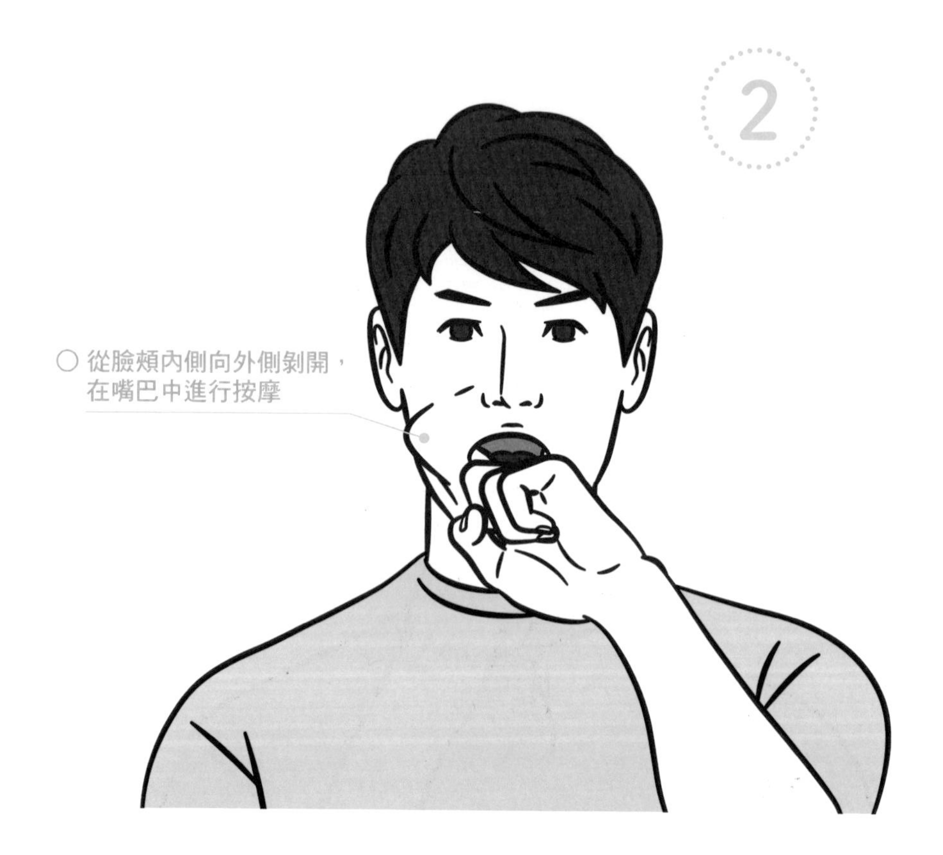

point
掌握要領

進行這個動作的時機點在早晨刷牙時，一邊看著鏡子一邊做。
從牙齦刺激口腔，可改善大腦的血液循環，
並能消除咀嚼時使用的咀嚼肌的酸痛感，
有效保持青春的面容。

全身上下是連為一體的，
身體的司令塔就是「大腦」，
活用你的身體的是大腦。

菊池語錄

醫師專欄

刺激大腦與感覺神經！養成日常生活的習慣

為了活化大腦，給予感覺神經刺激是很重要的，神腦經外科醫師工藤千秋醫師為我們介紹了幾個可以在日常生活中養成自然地刺激感覺神經的習慣。

①分心閱讀

集中精神閱讀書籍三十分鐘後，放空一分鐘。如此一來，視神經不會過於疲勞，一邊進行空想，一邊消化剛才閱讀的內容，能夠讓腦部和神經感到煥然一新。

②運用零錢

常見的卡片支付對於腦部其實有負面影響，建議可以使用現金付款，如此一來便能在錢包裡尋找較少使用的其他硬幣，並用指尖抓住，一邊數錢進行付款。

③搔抓耳朵

耳穴中有三叉神經和舌咽神經通過，請在耳朵前後側適度地搔抓，如此能有效刺激神經，但請勿抓太大力。

④散步的提神效果

由於通勤和散步路線通常都是固定的，對於感覺神經比較不會造成刺激。因此，偶爾故意走與平常不同路線去公司上班，或開拓不同的散步路線，有時去小石路和海邊散步，不規則性地刺激腳底，能活化大腦。一邊小聲數著節拍，對於聽覺也有刺激作用，也是不錯的選擇。

⑤購物

陳列時蔬的超市，是很能夠刺激五感的地點。一邊看著時蔬的色彩和香味，在試吃區也能為味覺帶來刺激。並非下意識的閒晃，而是要全面運用五感的逛賣場。

ADVISER

工藤千秋（腦神經外科診所工藤千秋院長）

出生於長野縣。勞動福祉事業團東京勞災醫院腦神經外科、英國伯明罕大學腦神經中心研習腦神經外科。二〇〇一年工藤千秋腦神經外科診所開業。目前治療以失智症等腦部疾病、帕金森氏症為主，持續為多位患者診治中。

PART 5 睡眠障礙	PART 6 腰痛	PART 7 姿勢不良	PART 8 髖關節的不適感	PART 9 頻尿問題	PART 10 健忘	對於身體主要的作用
●	●	●	●	●	●	鍛鍊保持全身姿勢的肌肉。
●	●	●	●	●	●	腳踝放鬆，強化下半身肌肉。 矯正骨盆的歪斜。
●	●	●	●	●	●	保護內臟，支撐脊椎。
○	○	○	○	○		活化內臟，認識脂肪。
○	○	○	○	○		強化軀幹，修飾腰圍。
	○	○	○	○		活化內臟，提升代謝。
	○	○	○	○		提升對於身體的意識和強健腳力。
	○	○	○		○	強健腳部，活化大腦和改善姿勢。
	○	○	○		○	強健腳部和活化大腦。
	○	○	○		○	強健腳部和活化大腦。
	○	○	○	○		強健腳部和加強身體平衡感。
○	○	○	○	○	○	調節脊椎歪斜和自律神經。
○	○	○	○	○	○	活化全身，得以深呼吸。
					○	活化大腦。
○	○	○				改善脊椎歪斜和姿勢。
○	○	○				強化背肌，改善腰痛和姿勢。
○	○					改善肩膀酸痛和血液循環。
	○	○			○	改善肩膀酸痛和血液循環。
					○	減輕五十肩和眼睛疲勞。
●	○	○	○			改善血液循環和畏寒。

其他菊池體操的招式，除了●的部分對應本書各個 PART 中提及的體操以外，
○的部分代表該當招式可望也能紓解相應的不適症狀。

菊池體操四十招式
保 健 效 果 完 全 指 南 列 表

招式名稱／可望改善的不適症狀	頁碼	PART 1 代謝症候群	PART 2 運動障礙症候群	PART 3 更年期障礙	PART 4 肩膀酸痛和眼睛疲勞
基本：直腿坐操	023	●	●	●	●
基本：腳踝轉轉操	024	●	●	●	●
基本：看著肚臍的仰臥起坐	026	●	●	●	●
小腹包覆操	040	●	○	○	
腹肌扭扭操	041	●	○	○	○
屁股走路操	043	●	○	○	
腹肌養成椅子操 & 椅子抬腳操	044	●	○		○
腳趾的石頭和布操	057		●		
腳底搔搔操	058		●		
腳趾步行操	059		●		
單腳抬起操	060		●		
貓咪懶腰操	072 073	○		●	○
手臂大轉圈操	074	○	○	●	○
石頭、布手指操 & 手指五兄扭扭操	076			●	○
頸部伸展操	077			●	○
後背拉手前屈操	090	○	○		●
手指和手掌展開操	091	○			●
小指併攏操	092				●
下巴擴張操	093				●
背部伸展操	107			○	○

列表閱覽方式：關於三式基本操招式，對於所有身體不適症狀皆能發揮效果。

PART 5 睡眠障礙	PART 6 腰痛	PART 7 姿勢不良	PART 8 髖關節的不適感	PART 9 頻尿問題	PART 10 健忘	對於身體主要的作用
●	○	○	○	○		調節全身歪斜和自律神經。
●	○	○	○	○		舒緩下半身疲勞。
	●	○				強化手臂和背肌，改善腰痛。
○	●	○	○	○		強化手臂和改善腰痛及姿勢。
	●	○				改善腰痛與強化背肌。
	●	○				改善腰痛、淋巴腺的流動和血液循環。
○	○	●	○	○	○	改善姿勢和調節骨盆的歪斜。
○	○	●	○	○	○	改善姿勢。
	○	●				改善姿勢和腰痛，強化背肌。
	○	●	○			改善姿勢、舒緩疲勞和增強腳力。
○	○	○	●	●		改善髖關節可動範圍和強化下肢。
○	○	○	●	●		強化下肢和預防腰痛。
	○		●	●		減輕久坐的風險和改善血液循環。
	○	○	○			強化骨盆底肌和預防內臟下垂。
	○	○	○			強化大腿內側和改善姿勢。
	○	○	○			強化大腿內側和下肢。
	○	○	○		●	活化大腦和強健腳部。
					●	活化大腦和減輕眼睛疲勞。
○					●	活化大腦
○					●	活化大腦和改善口齒咬字。

其他菊池體操的招式，除了●的部分對應本書各個 PART 中提及的體操以外，○的部分代表該當招式可望也能紓解相應的不適症狀。

菊池體操四十招式
保健效果完全指南列表

招式名稱／可望改善的不適症狀	頁碼	PART 1 代謝症候群	PART 2 運動障礙症候群	PART 3 更年期障礙	PART 4 肩膀酸痛和眼睛疲勞
躺下骨盆高舉操	109		○	○	○
躺下腳踝轉轉操	110	○	○	○	
手臂扭扭操	122				○
張張腳 & 抬抬手操	124	○	○	○	○
手肘桌上伸展操	126				○
抬抬手 & 腋窩包覆操	127	○		○	○
骨盆搖搖操	140	○	○	○	○
端正站姿操	141	○	○	○	○
爬地手肘伸展操	143				○
俯地抬腳操	146		○	○	
躺臥髖關節轉圈圈操	158		○	○	
四肢活動操	160	○	○	○	○
坐椅指尖點點操	162	○	○	○	
收緊臀部肌肉操	176	○	○	○	
開腳伸展操	177	○	○	○	
倚桌四肢動動操	179	○	○	○	
手指 & 腳趾握合操	193	○	○		○
耳朵拉拉揉轉操	195			○	○
頭皮 & 臉部按摩操	196			○	○
牙齦按摩操	197	○	○	○	○

列表閱覽方式：關於三式基本操招式，對於所有身體不適症狀皆能發揮效果。

CHAPTER

3

自己都感到不可思議！六位中高年齡者的經驗談分享

經驗談

CASE

1

養成能夠對抗工作壓力及承受抗癌藥物的身體

冨田多香音（五十五歲）

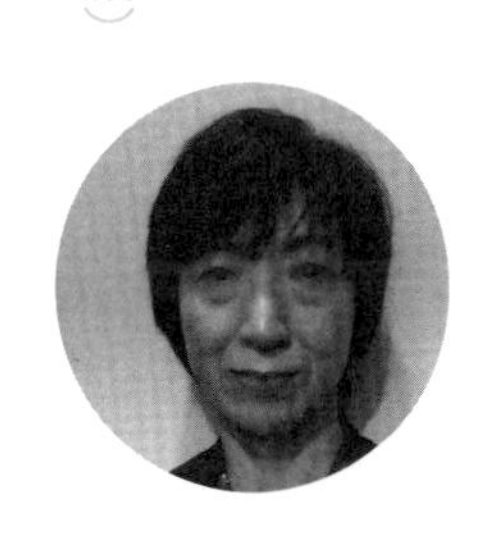

我做菊池體操已經有十年了。剛開始接觸那時候大約四十五歲，還是公司職員，終日忙碌於工作。當時我為了能長久打我最愛的網球，一直在找尋可以平衡全身肌群的訓練方式。因為知道有些人打網球時，身體會偏向一側，長期下來膝蓋和手肘都出現一些問題，而且我記得曾經聽過要提前為老年作準備，一旦上年紀後，再來採取對策就太晚了。我想是時候應該要好好保健身體才行了。

這時候和我一起打網球的朋友跟我分享他開始去上菊池體操的課程內容，我的直覺告訴我「這也許是我一直都在找尋的方式！」於是就加入成為菊池體操的會員。從我開始去上菊池體操後，感覺身體變得很輕盈，血液循環也有所改善，就某種程度而言如我原來所預想的一樣，但也有令我吃驚的事，做完拉拉耳朵，動一動眼睛的體操後，搭乘與來時相同的回程車時，我忽然覺得車內視線變得很明亮。還有一個，就是帶來消除壓力的效果。當我在教室裡開始扭一扭自己的腳踝後，感到身體內的開關被鏘噹一聲地開啟。菊池體操透過專注與自己的身體對話，因此能獲得在其他運動中無法有的神清氣爽的感覺，工作上累積的壓力也被釋放出來，感到輕鬆不少。

我在八年前曾接受乳癌手術。在接受大約一年抗癌劑的治療時，我也持續做體操。醫師說乳癌很容易復發，若要再度接受抗癌劑治療，也需要有好體力來支應，我當時思索著今後應該如何活下去，應做什麼才對，此時，在我心中冒出一個答案：那就是菊池體操。我現在每週固定去三次菊池體操教室做體操。因為一週二次比一週一次時，感到身體較能維持一如往常的狀態，而自從我決定改成一週去三次後，我的身體明顯感覺變得更強壯。另外因為肌力得到增強，持續專注於工作的時間比以前更加持久，真的很開心，我想今後我也要持續好好照顧並注意自己的身體狀況。

CASE

2

膝蓋疼痛消失，身體感到舒適。高爾夫比賽也能盡情享受

櫻井良紀（五十八歲）

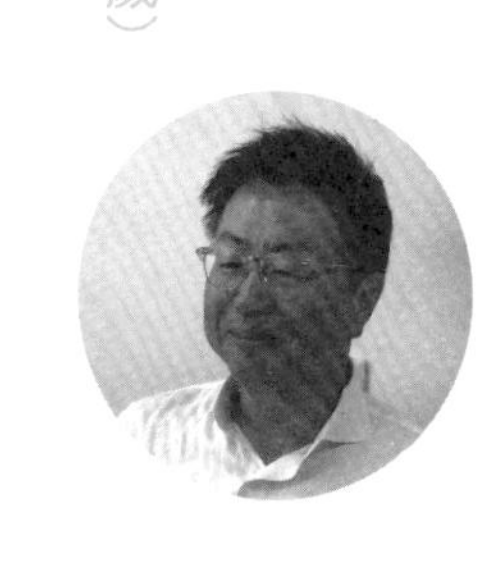

以前我只要打完高爾夫球的隔天，膝蓋和背肌就會感到疼痛。我去過醫院就診無數次，醫生都只是說「上了年紀的人就會有這種毛病哦！」就只有這樣而已。我還有另一個興趣是參加釣魚比賽，結果造成我的頸部患有腰椎管狹窄症，壓迫到神經，有時會感到疼痛。曾接受保守療法，進行頸椎牽引治療，但結果還是無法如期改善，我想著一定要找到什麼方法來改善不可。這時，有位朋友介紹我菊池體操，於是我開始每週去一次他們的教室，經過三個月後，深切感受到身體明顯的改變。一開始動膝蓋這個動作會讓我感到害怕，但伸展膝蓋內側後，疼痛感反而消失了，我感到很不可思議。脖子也在數個月後感到神清氣爽，幾乎都忘了去醫院回診這件事。還有我的腳趾最初無法全部打開，但心中想著動一動腳趾，就會漸漸地張開。這是一點一滴慢慢進步的感覺，漸漸感到大腦和身體有所連結。包括腳趾在內，感覺一直以來都沒有在動的感覺神經，忽然間甦醒過來，自信心也從中油然而生。

我個人在經營公司，參加高爾夫球比賽的機會很多，至今，也有曾比到一半膝蓋疼

痛，中途退出的經驗，身體舒爽是最令人開心的一件事。我也能用開朗的心情面對一起打球的成員，可以痛快地打高爾夫球。以前我的擊球距離平均二百二十呎，現在輕輕揮桿也能到達二百四十呎。我有痛風，已是老毛病了，以前每到夏天時，關節會腫起來，會感到激烈地疼痛，但去年和今年都沒有再發作。我年齡目前已來到五十歲下半場，但如果什麼都推給都是因為年紀大的錯造成的也太可惜。我認為身體是可以靠自己作出改變的。

CASE 3

四十多歲時認識菊池體操，從八十二公斤減至六十公斤

小山內道男先生（六十七歲）

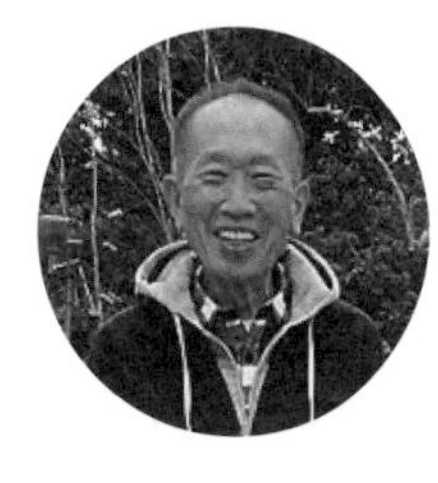

因為姊姊的推薦，我在二十幾年前加入菊池體操成為會員，那時四十二歲。牙體技術師這個工作一整天都沒動到什麼身體，從年輕時就很容易變胖，最多還曾一次喝光一瓶威士忌酒，過著相當不養生的生活，最胖時也曾逼近一百公斤，還被診斷過患有脂肪肝。

關於「運用大腦動一動」的菊池體操，我覺得很適合自己，也認同感受自己我身體的概念，我一直持續做體操。只是我在飲食方面經常疏忽，導致體重到達八十三公斤，血壓飆升至二百三十毫米汞柱，曾因此而住院。在這種時候，我才會真的切身感受到菊池老師所說的「感謝自己的身體」的意思。我總想著再過這樣的生活下去真的不行。

因此，我在日常中積極走樓梯，不再暴飲暴食，自然而然地體重減少了幾公斤。我知道若偷懶翹課沒去教室的話，會感覺到肌肉在流失，因此我現在每週都去一次菊池體操教室，且每天都在家做體操。

目前，我已辭去牙體技術師的工作，除了擔任地方上民生委員，從事為地方上謀福利的活動，也有在作活動身體的工作。也許是因為有持續做菊池體操的緣故，工作上挺辛苦的，但不怎麼疲累，速度上也有自信不輸年輕人呢。

CASE

4

消除五十肩，改善姿勢，高爾夫擊球距離也變遠了

三谷行夫先生（六十七歲）

在長年做菊池體操的妻子的推薦下，在我六十五歲退休時，也加入會成為菊池體操會員。長期以來我都苦惱於右肩的五十肩問題，冬天時，肩膀會感到疼痛，有時無法入睡，我嘗試過神經阻斷術、玻尿酸注射、電針療法等幾種治療方法，都是一時可以治好，但日子久了還是又有疼痛感，無論哪種治療，都無法完全治癒。

而自從我開始做菊池體操以後，經過數個月，就感到肩膀很放鬆，手臂可以抬到耳朵上方了。現在以肩胛骨為中心大大地轉一轉兩隻手臂，也不會感到疼痛，真是令我感到欣慰。

罹患五十肩時，因為扶著右肩，身體自然而然地養成向左傾斜的習慣，也自覺身體歪斜，會立刻直立站起，調整姿勢。與以前的朋友相見時，會問我「你好像瘦了？」我沒有特意要減重，但也許是因為我經常意識著要將腹肌和背肌伸直的關係。

還有另個令我感到驚訝的事是，我現在已超過六十五歲，而我高爾夫球的擊球距離變長了。我以前使用一號木桿（Driver）對於擊球相當有自信，隨著年紀增長，擊球距

離也減少至二百呎以下。但自從我開始做菊池體操以後，第二年就恢復到二百三十哩。也許是因為體幹的肌力變好，雙腳的腳趾能穩穩踏緊地面關係。也有過擊出好球時太過高興，情不自禁地向高爾夫球球友推薦菊池體操的時候。還有就是我現在已能大步的快速行走，這是很大的變化。我在坐著時，已養成注意自己的姿勢及縮小腹的習慣，都是托菊池體操之福。目前，我一邊經由大腦傳達意識至身體各個角落，一邊精力充沛地做體操。

CASE

5

髖關節的疼痛不可思議地消失了，現在能夠步行一小時

籾山晶也先生（七十五歲）

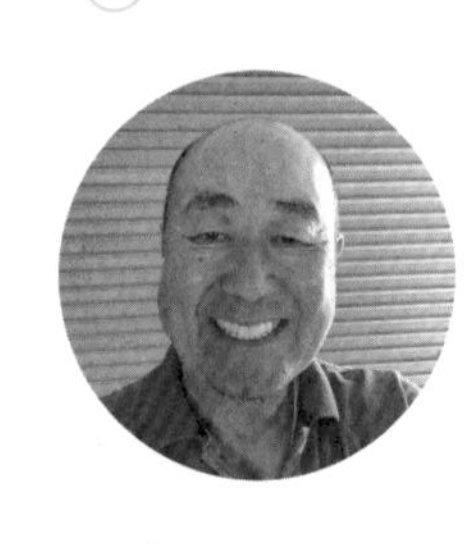

我年輕時在經營連鎖餐廳業擔任社長，工作相當忙碌。十年前我讓出社長職位，目前從事資產管理等事業。我加入菊池體操是二〇一八年七月，以前髖關節和膝蓋就不太好，因為會疼痛的關係只能走十五分鐘左右，相當困擾，想要解決這個問題。

我在入會前總在思考著治好髖關節的辦法，常去骨科看醫生或去按摩，但還是完全沒效。當時，有個朋友跟我推薦：「如果想要治好髖關節，我會推薦你做菊池體操，一定有用！」於是我就入會了。令我驚訝的是，我才去教室做過兩次體操，髖關節的違和感和膝蓋的疼痛就消失了，真是讓我由衷感到佩服。

我的體重有八十三公斤，是易胖體質。稍不留意就會胖到九十公斤，自從來到教室做體操後，可以好好地維持現在的體態。我一直都是請私人教練幫我上重訓的課，但能實際感受到卡路里消耗的卻是菊池體操。我原本就會參加田徑比賽，會進行激烈的運動，然而菊池體操乍看很輕鬆（失禮了！），為什麼會有這樣的效果呢？我感到很吃驚。

自從我髖關節變柔軟、可動範圍擴大後，經常會花一小時以上從體操教室走路回到

家，走到哪都可以靠自己的腳輕鬆步行，真的很開心。我的興趣是滑雪，一想到冬天時，我可以不用顧慮髖關節的盡情滑雪就覺得很期待。

CASE

6

戰勝膝蓋的疼痛和麻痺及腰椎管狹窄症，擔任講座講師實現永不退休的夢想

越智訓男先生（八十七歲）

我個人在外商藥廠工作為時已久，擔任總務和人事的職務。退休後我也繼續工作，從事風險管理及客訴對策等相關經營顧問，會去地方政府的管理階層研修營講課，也出版過多本商業經營相關書籍。到去年為止，當時八十六歲的我還在工作。

我之所以會在二〇〇一年開始做菊池體操是因為膝蓋會痛，我想要做些什麼來改善自己的身體。也許是因為之前擔任講師之類的工作，經常需要站著，腰痛的問題已經困擾我好幾年，也有下肢靜脈曲張的問題，多虧菊池體操的幫助讓我還能一直工作至今。

我在五年前被醫師診斷患有腰椎管狹窄症。大約有二年的時間，一直對右腳的疼痛和麻痺很苦惱，我自己調查之後發現，即使接受手術，也仍有人疼痛復發。

後來，我沒有接受手術，而是選擇以運動療法來治療腰椎管狹窄症。對我個人而言前屈運動是很有效的，還有仰躺著抱著單腳，放置於另一隻立起來的腳的膝蓋上，做出深抱的動作，能舒緩疼痛感。這是從菊池體操中學的動作。我現在已經不會感到疼痛和麻痺，能盡情享受網球帶給我的樂趣。

在今後這個人人可能會活到百歲的時代裡，身體健康才是一切的根本。在此，我想奉勸現在還在工作的朋友們，即使退休後也要去發掘自己的潛能，將之延伸朝能回饋予社會的方向前進，鼓勵大家持續工作下去！

主要參考文獻

REFERENCES

CHAPTER 2

連醫生也感到不可思議！什麼是「菊池體操」？

PART 1

代謝症候群想要消除肥滋滋的小腹和內臟脂肪

- 厚生勞動省：2017年度特定健康檢查&特定保健指導實施狀況
- 「勞動省作業相關疾患綜合對策研究組調查」（Nakamura, et al：Jpn Circ J,65,11,2001）
- 日本透析醫學會：我日本國慢性透析療法現況（2017年12月31日時點）
- 國立心血管疾病研究中心：心血管病情服務 心血管疾病應知的各種情況
- 醫師們不想讓患者知道的治療實情（川嶋朗著，KIKO書房）

PART 2

運動障礙症候群：最近不知為何常絆倒

- NPO法人全國運動障礙症候群防止協議會：兒童運動障礙症候群
- 東京大學：以建立人們的一生都可以走路的社會為目標，大規模居民世代研究方針（運動障礙症候群世代研究「ROAD Study」)
- 厚生勞動省：2016年國民生活基礎調查統計表「依需照護水準分類之需要照護之主要原因構成比例」
- 日本骨科學會：認識更多「運動障礙症候群」！
- 谷本等人：日本老年醫學會誌：官方網站：「線上運動障礙症候群」
- 厚生勞動省：STOP跌倒災害方案實施要領
- 厚生勞動省：2018年勞動災害發生狀況分析等

PART 3

更年期煩惱：提不起勁，莫非更年期到了

- Yasuda et al.：The Journal of Men's Health & Gender ,2007 4（2）,149-155
- 喚醒回春賀爾蒙的16個習慣（滿尾正著 CCC Media House 雜誌）

PART 4

肩膀酸痛、眼睛疲勞：長年的肩膀酸痛、眼睛疲勞，真的很難受

- 2018年國民生活基礎調查 第10表 性別、年齡階級及症狀（複數作答）分類下的自覺症狀者比例（自覺主訴者率）
- 藍光研究會 http/blue-light.biz
- 博報堂DY Media Partners：Media環境研究所「Media定點調查2019」

PART 5

更年期煩惱：提不起勁，莫非更年期到了

- 經濟合作暨發展組織ＯＥＣＤ：Data
- 厚生勞動省：２０１９年國民健康＆營養調查「身體活動、運動及睡眠相關狀況」
- 厚生勞動省：e-healthnet 休養＆心靈調查
- 《日經商務週刊》（日經ＢＰ，２０１９年１月14日發刊），ＨＥＡＬＴＨ《沒有自覺很恐怖「睡眠負債」帶給工作績效極大影響》（參考翻譯）

PART 6

腰痛：難受的腰痛，已經開始放棄治療

- 《腰痛診療指南２０１９》（日本骨科學會診療指南委員會、腰痛診療指南策定委員會編輯）
- Web Media Care Net《時隔七年腰痛診療指南修訂版，重點是什麼？》（2019/5/21 出版）
- 《自行治癒！腰椎管狹窄症》（參考翻譯，竹谷內康修著，洋泉社刊）
- Bauman A et al.：Am J prev., Med., 2011 Aug.41（2）,228-235
- H.P.van der Ploeg,et al：Arch Intern Med.,2012,172,494-500
- Biswas, et al.：Ann Intern Med., 2015,162,123-132
- 井上，福島：東醫大誌，76（1）,33-37,2018

PART 7

姿勢不良想改善看起來上了年紀的駝背

- Dana R. Carney, et al：Psychological Science Online, first published on September 21,2010

- 《90秒揉臉操，老化神經也能變年輕：日本名醫教你每天揉揉臉，讓身體遠離病痛，三高、失智、糖尿病也能痊癒。》（工藤千秋醫師著　灌溉者出版社）」（原文：脳神経外科医が教える病気にならない神経クリーニング，Sunmark 出版社）

PART 8

髖關節的不適感：髖關節變僵硬了嗎？

- 根據變形性膝關節病疫學，大規模居民世代調查ＲＯＡＤ：吉村典子，Bone Joint Nerve 2（1），5-9,2012
- 《自行治癒！變形性膝關節病》（竹谷內康修著，洋泉社發刊）

PART 9

小解問題：頻尿和漏尿真令人困擾！

- 本間之夫：日本排尿功能學會誌，14（2）,266-277,2003
- 日本泌尿科醫學會：當有這些症狀時「關於尿失禁的類型」
- 厚生勞動省２０１６年全國癌症登錄罹患數 & 罹患率報告
- 國立研究開發法人國立癌症中心：關於社會與健康研究中心和多目的世代研究（ＪＰＨＣ Study）：乳製品、飽和脂肪酸、鈣質攝取量和前列腺癌
- 身體活動、久坐行動的科學－從疫學和分子生物學探究健康（熊谷秋三、田中茂穗、藤井宣晴編輯，杏林書院出版）
- 真鍋康子：The Pharmaceutical Society of Japan,138（10）,1285-1290,2018

- I-Min Lee, et al：Lancet,2012,380（9838）,219-229

小解問題：頻尿和漏尿眞令人困擾！

- 厚生勞動省：早發性失智症的實態與對應基盤設施的整備相關研究
- 早發性失智症指南（修訂版，失智症照護研究、研修大府中心編輯）
- 失智症照護研究，研修大府中心：2015失智症照護研究報告書，早發性失智症患者生活實態和有效支援方法相關調查研究事業
- KopfD, et al：J Alzheimers Dis.16（4）,677-685,2009
- 慶應義塾大學醫院醫療和健康資訊官網「KOMPAS」：大腦與脊髓髓磷脂（myelin）MRI可視化新技術（中原仁，神經內科）
- 《90秒揉臉操，老化神經也能變年輕：日本名醫教你每天揉揉臉，讓身體遠離病痛，三高、失智、糖尿病也能痊癒。》（工藤千秋醫師著　瀶溉者出版社）」（原文：脳神経外科医が教える病気にならない神経クリーニング，Sunmark 出版社）

○ **現代人的健康困擾監修協助者（包括檢查表在內）**

PART 1　東京有明醫療大學教授 川嶋朗氏醫師

PART 2、4、6、8　竹谷內醫院院長 竹谷內康修醫師

○

PART 3、9 滿尾診所院長 滿尾正氏醫師

PART 5、7、10 工藤千秋腦神腦外科診所院長 工藤千秋醫師

醫師專欄監修協助者（除現代人的健康困擾監修協助者以外）

慶應義塾大學運動醫學研究中心 & 健康管理研究所准教授 小熊祐子先生（P70-71，144-145）

慶應義塾大學醫學部百壽綜合研究中心 專任講師 新井康通先生（P182-183）

菊池體操 終極版
從 25 到 95 歲都能做的最強健康操

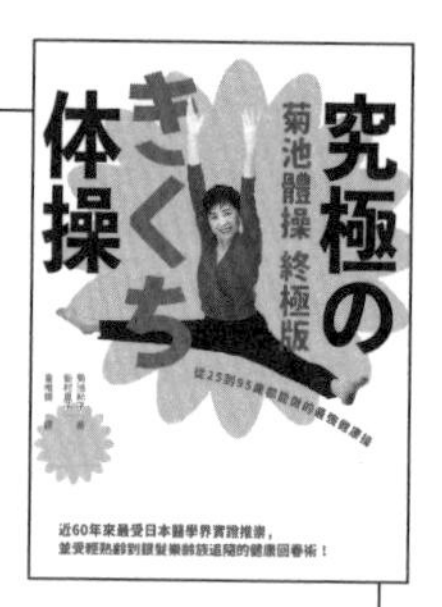

作　　者　菊池和子（Kazuko Kikuchi）、新村直子（Naoko Shinmura）
譯　　者　童唯綺

發 行 人　林敬彬
主　　編　楊安瑜
編　　輯　林子揚、李睿薇
文字編輯　鄒宜庭
內頁編排　吳郁嫻
封面設計　吳郁嫻
編輯協力　陳于雯、高家宏

出　　版　大都會文化事業有限公司
發　　行　大都會文化事業有限公司
11051台北市信義區基隆路一段432號4樓之9
讀者服務專線：(02)27235216
讀者服務傳真：(02)27235220
電子郵件信箱：metro@ms21.hinet.net
網　　址：www.metrobook.com.tw

郵政劃撥　14050529 大都會文化事業有限公司
出版日期　2022年02月初版一刷
定　　價　380元
ISBN　978-626-95156-5-3
書　　號　Health+174

國家圖書館出版品預行編目（CIP）資料

菊池體操 終極版：從 25 到 95 歲都能做的最強健康操 / 菊池和子、新村直子著 . -- 初版 . -- 臺北市：大都會文化事業有限公司 , 2022.02
224 面 ; 17X23 公分 . -- (Health+ ; 174)
譯自：究極のきくち体操
ISBN 978-626-95156-5-3(平裝)
1. 健身操 2. 運動健康
411.711　　111000157

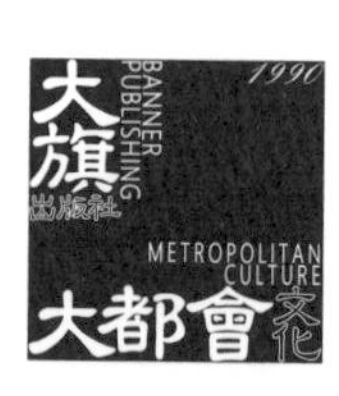